追尋失落的漢醫

郭育誠 著

李嗣涔	前台灣大學校長、《靈性的科學》等書作者
李玉春	前衛福部次長、陽明大學衛生福利研究所教授
李　淳	中國中醫古籍出版社社長
汪用和	名主播
邱春億	青光眼藥 Timolol 發明人，國際眼科藥理學權威
周守訓	前立法委員
侯吉諒	名書法家
徐斯儉	外交部次長
徐國武	前加拿大多倫多中醫師公會理事長
莊晴光	交通大學講座教授、台灣大學名譽教授
陳中申	知名作曲家、演奏家
陳可冀	中國中醫科學院院士
黃主文	前總統府資政
黃林煌	前中醫藥委員會主委
黃德淵	前自由時報總經理
黃適卓	前立法委員
單德興	前中研院歐美所所長
葉明桂	廣告名家
楊銘欽	台灣大學公共衛生研究所教授
鄭永齊	中央研究院院士、耶魯大學教授
潘翰聲	樹黨發起人及策略長、前綠黨召集人
蕭雄淋	著作法權威律師
蕭哲志	台北醫學大學醫學系副系主任

各界賢達，一致推薦——

（推薦人按筆畫順序排列）

目錄

導讀　中醫不是歷史，而是創新的機會　鄭永齊
推薦序1　開創中醫看診治療新模式　李嗣涔
推薦序2　遇見照顧一生健康的貴人　楊銘欽　李玉春
推薦序3　傳統醫學的綠色復興　潘翰聲
自序　漢醫：「道」的桃花源

第1章　漢醫藍圖：與癌細胞共舞　042
一、**西方癌症治療的困境**　044
癌症細胞變化多端的特殊性
免疫療法的局限
二、漢醫經方的癌症治療方針　048
三、真正的癌症治療：整體的療癒　051
東方民族的本草智慧
易經與道

四、美麗寶島福爾摩沙的漢醫藍圖 056
漢醫人工智能（AI）體系
土地的生物多樣性
繼承古漢文的閱讀力
五、漢醫之道 058
漢醫苑診療室 060
漢醫經方搭配免疫療法，治療肝癌四期
第2章 探索：脈診與脈診儀 064
一、醫療工具的創新改變醫療型態 067
西方家庭醫學專科的困境：缺少醫療工具
中醫缺乏科學工具長期被視為迷信
脈診儀的發明提供中西醫結合的途徑
二、戰後台灣中醫脈診儀的發展 072
時域型脈診儀的研發：汪叔游教授
頻率領域脈診儀的研發
❶魏凌雲教授
❷王唯工教授

三、其他國家對脈診儀的研究 077
四、脈診的科學證實 078
提出脈診的物理證據：共振
五臟六腑十一經脈分別對應H0～H10諧波
以共振解釋血液流體動力學
每一個器官有特定的頻率
共振是脈診的生理基礎
五、漢醫客觀實證的病理數據 083
六、漢醫特有病理名詞客觀實證的定義舉例 084
七、以脈診儀重現《內經》病程嚴重性的定量指標 087
低頻血壓諧波變異係數的意義
健康受測者與門診病人血壓諧波變異係數的差別
重症病人血壓諧波變異係數特性
瀕死病人血壓諧波變異係數特性
八、台灣脈診科學獨步全球 092
漢醫苑診療室 097
找不出病因的重症，經方治療峰迴路轉

第3章　追隨漢醫家：傳承與經方　102
一、跟隨漢醫家學習之路　105
修氏針法堂奧
初灸經方風采：張步桃老師
沒有醫師執照的一代經方大師：張國養醫師
神乎其技的吳義發醫師
宮廷派醫師：張正懋
中醫高等教育傳承：馬光亞老師
二、經方家與御醫　118
三、歷代醫家困惑的源頭——《傷寒論》戰亂散佚　121
三國戰亂原書散佚，已失傳承
唐末戰亂，傷寒雜病論再度面目全非
歷代醫家補其不足
漢醫苑診療室　130
長期虛弱怪病無法出門，直指病根治療
頭痛多年無解，脈診儀精確診治改善

第4章 《桂林古本》：二千年前漢醫學智能系統 134
一、醫聖張仲景的企圖 138
二、驗證《桂林古本》的完美體系 141
以藥理講病理
二十多年以脈診儀臨床驗證《桂林古本》
❶不間斷累積臨床病例
❷脈診儀幫助確認統計意義
❸治療效果有指標可以預估
傳承《易經》的東方智慧
❶〈傷寒論〉與〈雜病〉不可分割
❷臨床辨證如《易經》的抽爻變卦
三、《桂林古本》真偽之論 156
訓詁學角度評《桂林古本》體例不符
❶王雪苔教授對《桂林古本》存疑
❷不適用東南之地
❸比宋本更具教育作用
❹發展中的版本
漢醫苑診療室 167
敏感體質得清晰診斷，加上用藥劑量精確
不孕根據氣血虛實調整，求子不難

第5章 當代經方家的臨床：外感與常見病症 172

一、常見的外感 173
牙痛
發燒
疼痛 ❶急性疼痛 ❷慢性疼痛 ❸器官性疼痛 ❹頭痛
便秘與腹瀉
嚴謹的將息法，規範患者服藥法則
二、臨床常見的病症治療 182
傳染力極強的腸病毒感染 ❶初發症狀 ❷發高燒時 ❸發熱畏寒、心跳近百、寒熱夾雜、高燒不退等複雜症狀 ❹飲食非常重要
睡眠障礙 ❶高頻六條經絡與腦部血液循環的關係 ❷失眠為陰陽無法交通 ❸頭部外傷干擾經絡共振
疼痛難耐的帶狀皰疹
高血壓
胃炎
糖尿病
三、漢醫苑的診所精神 200
不擔心門診人數

對初診病人的衛教
一進入診所空間就是治療的開始
不想好的病人，醫師也無計可施
醫者並非神
對自己醫德的期許
漢醫苑診療室 211
失眠心悸看診，忌口身體復原
老天自有安排
附錄一 漢醫診治人工智能（AI）系統研發歷程 216
附錄二 病友推薦分享 220
附錄三 延伸閱讀《上池之水——漢醫的秘密》 236

導讀——中醫不是歷史，而是創新的機會

鄭永齊
美國耶魯大學藥理系講座教授
PhytoCeutica 藥廠創辦人
中藥全球化聯盟主席
中研院院士

我從一九七四年開始在美國做藥理學研究，我的實驗室裡主要做病毒和腫瘤藥物研究，病毒部分我們做得不錯，世界上第一個治療B肝化學藥物就是我們實驗室研發出來的，至今仍被全球的醫療單位使用。

在對抗腫瘤上，實驗室有兩個策略：第一，發展藥物對抗腫瘤，希望降低藥物帶來的副作用，第二，如果副作用得以消滅，希望在提升病人生活品質之餘也能再增加藥物計量。我們過去一直走單一標靶治療（target orient）的模式，但這個方向從七十代以來就沒有突破，所以我們開始問：是否在思路上要有所改變？是否應該考慮多靶點的治療模式？有沒有哪些方法人類以前用過，到現在還在用的？這令我想起了中醫。

從《傷寒雜病論》藥方找到治療突破點

二〇〇〇年，我們做了文獻探討，先找到二十幾個能止痛、止吐的方子，這二十幾個方中愈老的和到現在還在用的，我愈相信。我們追本溯源到中醫古籍經典《傷寒雜病論》，從裡頭找到兩個方，最後透過動物實驗選定內含芍藥、甘草、大棗及黃芩的「黃芩湯」。

老祖宗用這個方子來治療腸胃腹瀉，已經一千八百年了，那麼科學實驗的結果呢？我們與世界幾個頂尖學術機構合作，並在台灣順天堂藥廠協助下，發現黃芩湯有三個特色。第一，它能有效減少抗腫瘤藥物在腸胃道端的副作用，亦不會影響原來功能，若和其他西藥一起使用，還會增加藥物抗腫瘤的效用。目前為止沒有一個西藥能兼具上述作用。

第二，它能提升因化療受傷的組織修復能力，促進源祖細胞（progenitor）生長、移動和分化，並且刺激和幹細胞有關的信號通路，後者是現在西方醫學都在研發的功能，我們居然在黃芩湯裡找到了。我們把這個研究結果投稿到《科學轉譯醫學》雜誌（*Science Translational Medicine*），結果被接受了，這是有史以來第一篇中藥研究能登上西方主流期刊。

第三，黃芩湯在抗腫瘤部分更有意思，它能在不同器官做不同的事，例如在腸胃道，它會抑制化療藥物的發炎作用。到了腫瘤組織，它能把腫瘤的慢性發炎變成急性發炎，若是慢性發炎，腫瘤會繼續成長和轉移，但轉成急性發炎，腫瘤就有機會消除。這其中究竟是哪個化學成份起了作用，我們還在努力尋找。

我必須說，我絕對不是中藥界的權威，只是專注研究一個中醫的方子十二、三年了，我的工作讓我在過程中有些啟發。而且由於科技和知識進步，使我們在當代得以用科學的方法，有效檢視與驗證多靶點治療模式的作用機轉，並且幫助我們更深入認識中醫。

中醫「天人合一」的觀念啟發西醫抗癌研究

經過這些年研究，有幾個中醫的觀念讓我很敬佩。例如，君臣佐使，中醫強調藥材與藥材間的配伍，我們確實看到有些化學成份，可以幫其他化學成份作用或新陳代謝。還有中藥「藥引」的觀念，透過加入不同引經藥物，一個方子能在不同的器官，起不同的作用。最重要的是「天人合一」的觀念，「天」不要只想到天空，它是一個系統、一個大環境（macro-environment），用癌症來說明，「天」就是人的身體，「地」是腫瘤發生的組織，「人」就是腫瘤細胞。天時地利人和，腫瘤才能生長。

現在我們要做的，就是perturb（擾動）這個系統，過去西方抗癌的作法是攻擊人，也就是腫瘤。但從中醫的思想，可以去控制天與地的發展，把天地人三者關係合在一起思考，這種想法很完整。現在西方也開始往這個方向走，當腫瘤組織狀況一改善，腫瘤細胞的日子也不好過，現在也談系統生物學，也就是組織和組織的關係，從這樣來看，中西醫到最後不是會殊途而歸嗎？

我們第二階段研究計劃將於二〇一二年九月啟動，美國國家衛生研究院（NIH）將撥約兩億元台幣的預算支持研究。這是美國有史以來，第一次動用國家資源支持中藥臨床研究。

我們現在批評中醫藥，是因為我們不懂它，但你不懂的東西不一定不好。但如果懂它多了，也不可以迷信，要永遠保持懷疑的態度，而不是將之拒於門外，這是科學的基本態度。我做醫學研究超過三十年，漸漸悟出來科學只是哲學其中之一。

西醫治的是病，中醫治的是人，兩者哲學觀極為不同，但我覺得，中醫是個值得探索的世界，有機會從裡頭找出未來醫學發展的根據。很多新疾病出現在人類眼前，我們卻仍束手無策。例如，跟老年病有關的神經退化，包括帕金森氏症、老年癡呆症，還有自身免疫、肥胖及許許多多影響人們生活品質的疾病，現今醫學發展都還沒能滿足病人的需求，真正為病人解決問題。

古代傳統醫學多多少少都號稱在治療這些疾病上有作用，那麼，是真有作用還是沒有作用？有又是多少呢？若真有作用，不是對人類很大的貢獻？在我的角度裡，沒什麼中藥、西藥，沒什麼中醫、西醫，藥就是藥，醫就是醫，因為真理就是一樣，對就是對，錯就是錯。我們要接受這個事實，現在正是時候。

中醫藥研究全球化，台灣可更積極

但現在中醫仍常被批評診斷品質不一、藥效無法驗證，中藥在市面上品質管理太差，什麼可用、什麼不可用很難選擇。台灣在中藥品管上有幾個負責任的藥廠，這極有可能是台灣未來在世界供應鏈上的一個賣點，如果能把中藥來源與品管做得好，台灣會在製藥業上有一席之地。

我一個西方藥理學家掉進這一灘混水，是一個專業上的賭注。我想走中醫藥研究，不只是去驗證中國老祖先留下來的智慧，更要把中華民族至今唯一還沒好好介紹給世界的文化帶出來。

我希望讓中醫藥研究全球化，只有我在美國的一個實驗室做沒什麼了不起，二〇〇三年我們發起「中藥全球化聯盟」，至今全球已有超過一百三十家知名學術機構與企業參與，例如：劍橋大學、牛津大學、耶魯大學、可口可樂（中國）飲料與健康研究所和嬌生（中國）等。

投入中醫藥研究已經有全球的氣勢在，中研院院士會議兩次討論、建議台灣醫學院應當加入中醫課程。現在西方許多醫學院都加入中醫課程，名字不叫「中醫」，而是「alternative medicine」（替代療法），讓學生知道還有一條路他們可能會碰上。日本以前讓學生自修中醫，現已正式編入醫學生訓練，中國大陸更不用說了。

將來肯定是中西醫整合，但台灣能不能領導這條路，會是個挑戰。這和態度有關，要打開心胸，要懷疑而不是拒絕，如果一再強調只有我懂，你不懂，就是自己去找反對者。你問我相信中醫藥嗎？當然，否則我為何要投注十餘年的光陰？中醫藥是否真有其神效？我仍然抱持懷疑，而且還有許多地方需要研究、需要詮釋。像老祖宗留下來「天人合一」的觀念，從前我不相信，但現在證據一件件地出來，說明中醫不是歷史，而是創新的機會。

推薦序——開創中醫看診治病新模式

李嗣涔　國際電機電子工程學會會士（IEEE Fellow）
前台灣大學校長

我與郭育誠醫師結緣於他的博士論文口試，他是台大電機系醫學工程組博士班學生，而我是醫工組的合聘教授，也是他的博士論文口試召集人。由於我的好朋友王唯工博士是他的論文指導教授，於是我擔任了郭育誠醫師博士口試召集人。當時，王唯工教授和我一同參與了國科會所主導的氣功研究。

記得王唯工教授曾經製作一面大鼓，運用打鼓的聲音把人震出氣來，我去他辦公室一試，果然不錯，鼓槌一落鼓聲震得我氣血翻騰而得氣。彼時王唯工教授正以科學方法測量中醫脈診的壓力波形，並以傅立葉轉換得出脈波的頻譜。作為中醫及氣功新鮮人的我，王教授的一系列研究讓我頗為驚豔，更重要的是他提出了脈診頻譜與人體不同經絡之間的關係，並以小鼠的生理實驗以及橡膠水管套上氣球打氣的物理模式，佐證他的理論，尤其他利用非線性理論來解釋經絡生理上相生相剋的根據，令我非常佩服。

郭育誠醫師是王唯工教授的唯一一位學習西醫的學生，他先讀台大藥理研究所碩士，然後來讀台大電機醫學工程博士班，跟著王唯工教授做中醫脈診研究。郭醫師一路從西醫、藥理領域，不斷探究中醫並嘗試整合兩者，真是令人印象深刻，也表示郭醫師是一位相信中醫的有心人，願意以科學方法將中醫發揚光大。

閱讀郭醫師第一本大作《上池之水》，我知道郭醫師在研究中發現脈波頻譜的變異率，可以如同西醫的心跳變異率，作為人體生理狀態判斷的一個重要參數，光是這一研究發現，我認為他在脈診的成就已經直追王唯工教授。將理論實際應用在診病及治病上，這一方面更是遠遠超過他的指導教授，因為王教授是物理學家，無法自行看病只能與中醫師合作跟診，自然是與病人實際狀況隔了一層。作為一位中醫師，郭醫師透過二十多年來不斷累積看診病人數量，獲得更豐富的病人資訊改進他的理論。

我曾去郭醫師診所看病，從一進門掛號後，有專人利用脈診儀測量脈搏並用電腦分析頻譜，等到親自看到郭醫師時，數據可直接從他桌上的電腦讀出，並立刻下達判斷，若是要刮痧或按摩穴道馬上到其他房間由專人協助，或開出中藥回家調養，確實感受到與看一般中西醫不同。

郭育誠醫師將他二十多年以脈診儀診病的經驗撰寫成書，對不同的案例均有中醫學理的說明，詳細解釋為何要如此治療，相當於把自己的壓箱本領傾囊相授，無私的態度令人激賞。我相信郭醫師已經運用科學的脈診儀開創出中醫診病治病的新模式。我衷心希望這種新模式能發揚光大，提升中醫在醫療保健的地位。

推薦序——遇見照顧一生健康的貴人

李玉春　國立陽明大學衛生福利研究所教授
前衛生福利部政務次長
楊銘欽　國立台灣大學公共衛生學系暨健康政策與管理研究所教授
前行政院衛生署全民健康保險醫療費用協定委員會 主任委員

我們夫妻倆很幸運，一生遇到很多貴人；有關照我們心靈、傳授我們氣功的、帶領我們生命精進的老師，有照顧我們身體，讓我們免於疾病痛苦的醫師；而郭醫師正是照顧我們身體健康最重要的貴人。

認識郭醫師是因為到青海參加學術研討會的緣份。看了郭醫師，透過脈診儀（王唯工博士發明的可精確把脈工具）測量與他的說明，意識到我們夫妻倆因長年忙於公共事務，嚴重透支身體，病得不輕。我們這才痛定思痛、下定決心，好好調養身體。在郭醫師悉心治療與指導下，我們徹底改變飲食與作息，總算恢復健康，好感謝他！

郭醫師很重視飲食，「吃對的食物」，是我們改變習性的第一步。但數十年的習慣，說改就改，談何容易，剛開始我們常偷吃「違禁品」。但脈診儀很靈，每次只要吃不對的食物，一定會被發現，且常導致病情膠著。郭醫師很有耐心地要求我們寫飲食日誌，並逐日批改，說明哪些食物當時為何不適合吃。加上後來我們的身體愈來愈靈敏，只要是不該吃的，身體會自動排掉，終於知道「不能再這樣」，死心蹋地乖乖吃身體該吃的食物了。

三餐我們儘可能多吃白米飯、蔬菜，少吃過去愛吃的麵食、水果。尤其早餐，我們吃白米飯、白煮蛋、與只加少許鹽與橄欖油的五顏六色燙蔬菜（一鍋水就煮好了，很簡單）。簡單的飲食吃久了，不但甘之如飴，心思也愈來愈單純。這才體會：原來飲食不僅影響身體，還影響心性，難怪出家人要謹守戒律，還印證多數調味料都是身體不需要的。

除了飲食，郭醫師也常叮嚀要定期刮痧，避免身體阻塞生病；要穿有領的長袖衣服、戴帽子、圍巾，避免受風寒或熱到等。這些看似老生常談的養生知識，卻非常實用，與我們所學公共衛生所強調「預防重於治療，上醫治未病」的觀念不謀而合。

郭醫師看病時很親切，但惜言如金，很多朋友都說他「很酷」。熟悉之後，會發現他在酷酷的外表下，其實有顆很柔軟、視病猶親的心。

有次看病他感性地說，「我們當醫師的，只能傾全力將你們照顧好，讓你們能為國家政策多盡點力、造福民眾。」當場讓我們熱淚盈眶。他曾說，希望「脈診儀」能普及，讓家庭醫師用來了解病人健康狀況、更有效地幫助病人，而不需到醫院做很多昂貴檢查。讓我們看到他仁醫背後憂國憂民、關心國家社會的熱忱。

這是一本好書，若能認真奉行，對提升健康，必定立竿見影、獲益匪淺。但提醒讀者朋友務必認真奉行，才能終生受用。若只當作一本養生書來讀，就可惜了！

推薦序——傳統醫學的綠色復興

潘翰聲
綠色生活達人
樹黨發起人暨策略長
台灣綠黨前召集人

西方現代醫療正逼近極限，傳統醫學的綠色復興早已啟動，漢醫是其中最有系統且有幸被文字化保存的先人智慧。這部追求健康的攻略本，參透身體這個宇宙的奧秘：共振的超高效率，和回歸天人合一的均衡論，而漢醫重視整合性和關聯性，與生態智慧、永續精神相契合。面對人類錢癌上身的共業，郭醫師勇於批評醫療消費主義，破解「用治病的方式來養生」損人不利己之謬誤，「減法養生」正是新世紀樂活、慢活的綠色生活趨勢。

主流的西方現代醫療已逼近其極限，一隻腳跨在基因複製與生命改造的失控懸崖邊，方向盤則被財迷心竅牽著走，醫聖希波克拉底精神的完全淪喪。新時代精神轉向水瓶座的此刻，從物質到心靈的全面反省潮流下，各地自然醫療和原住民智慧的價值都重獲重視。傳統醫學的綠色復興已然開始，但這世界積非成是，太多假的東西，遇到真的也不太敢相信，而未被珍惜。

漢醫是世界傳統醫學中，最有系統且有幸被文字化保存的先人智慧，郭育誠醫師這本書，揭開漢醫寶庫奧秘，是追求健康的攻略本，更與在地慢食的食育運動、環保運動的世代正義永續精神相契合，具體的作法在部份相左之處則有待各方相互辨證。

放空成見接納智慧

讀這本書的第一步，得先拋掉被洗腦的既定成見，進入漢醫這套迥然不同的世界觀，才能一窺堂奧，如果死抱英文的文法當然讀不懂漢文古籍的精髓。

西方資本主義興起時，伴隨著理性化的革命性世界觀，對自然世界「除魅」，貶低不知其所以然的傳統智慧。工業文明長於將世界逐一拆解成獨立單元，原本只是實驗室為控制變數而在簡化條件下找尋普遍真理的手段，後來卻讓許多人把世界想得太簡單，無視於自然的複雜度實難控制，對於未能「眼見為憑」的，並不謙虛反觀自己的局限，反而嗤之以鼻。

漢醫跟生態智慧一樣，更重視整合性的關聯性，講究整體經絡系統而非單一臟器，本書抽絲剝繭逐一建構漢醫系統各脈絡間的互動關係，讀者不妨多一點「蝴蝶效應」的想像，體會牽一髮而動全身的道理。

尊重多樣性是生態智慧另一面的核心價值，資本主義正在把所有東西都用錢來計價，世界變得趨於同一個面貌。有些西醫把每個人都看成一樣，不論被濫用的抗生素、大打廣告的成藥，或是私下宣稱療效的各種保健食品，都忽略每個人的差異性。郭醫師認為診斷是聽出每個人獨特的交響曲，治療當然必須量身訂做。每個讀者也應該從這本書讀到不同的點，而有自己的養生之道。

參透身體宇宙奧秘

科學家曾企圖模擬生物圈，投注大量資源還是失敗，粗魯的機器人效率遠遠落後人體，像心臟僅僅使用二瓦微小電力就能帶動大量的血液循環。當前工業文明，靠廉價石油的蠻力所驅動，工廠多鑽研於電機等製程領域，一般人對於基礎物理學、音樂等藝術中常見的共振甚少注意，總是把類比的花花世界看得太低，以為凡事數位化比較高級。

郭醫師曾經提到，最高效率的發電廠也不過百分之四十，不知運用的廢熱和廢物於是增加了地球的亂度，終於導致氣候變遷、環境污染等無法逆轉的危機。同理可證，現代人的飲食和西藥，能夠適切合於人體所用者少，大部分反而造成體內平衡的干擾，更不用說環境污染所造成的衝擊。漢醫的哲學基礎是天人合一，而非現代化人定勝天的狂妄，因此務求身體小宇宙的均衡，並在生病時診斷失衡的源頭，並設法將發散的亂度收斂回歸均衡。

錢癌上身花錢亂醫

「不治已病治未病」就是預防重於治療，即環境工程的源頭管制，但漢醫方法論不同於西醫。西醫找單一病因，在特殊病症功績卓著，但這是一場「打不完的病毒戰爭」，人類的解碼速度永遠趕不及大自然的快速突變，何況狂牛症等等還是人類自己一手促成。

氣候異常之下感冒必然盛行，西醫對感冒束手無策，流感疫苗生命週期短、命中率又低，防疫經費錢坑更填不滿。本書強烈抨擊西醫退燒和減緩症狀的作法，是大開山海關引狼入室，漢醫實是防微杜漸，把感冒當作大病來治，視為免疫系統的警報，調校身體均衡的廣效作法，經費更是相對便宜許多。就防疫政策上，不應歧視 SARS 等重症病患，而恣意隔離侵犯人權，腸病毒也不一定動輒令學校停班停課，這值得與公共衛生界共同切磋。

漢醫強調致病的環境，郭醫師所批評的消費主義，我認為這是人類社會錢癌上身的共業。「上帝已死一切皆可為」拋開傳統價值的束縛，欲望徹底解放，但多數人宛如沒有自制力的小孩予取予求，以消費滿足快樂需求。為追求個人財富的累積速度，要掙脫身體拘束的極限，用時間（生命）來換錢，用健康換權力地位，崇拜快速比慢要好，小病治標不治本而成大病，大病就割掉重作器官或求特效藥仙丹。

當年高唱民族主義的國醫，科學驗證療效的壓力下，有逆轉為殖民式的「西學為體、中學為用」的危險。對明星藥材的瘋狂，更造成生態的浩劫。魚翅、燕窩、犀牛角、熊膽都令漢醫蒙上罵名，瘋紫杉醇令台灣紅豆杉瀕臨絕種，新寵牛樟芝把台灣原始林再剝一層皮。郭醫師強調漢醫藥材「化平凡為不凡」的初衷，連薑、當歸這類已經被當成食材者都要珍惜「地力」，憂慮我們這一代浪費冬蟲夏草等珍貴藥材，將造成後代子孫無藥可醫，正是永續發展的實踐。

治大國有如醫小病

地球發燒是生態失衡的徵兆，讓地球生病的，是工業革命兩百年來資本主義樂過頭所致，近年來金融危機與環境危機的同時出現絕非巧合，而是人類文明病出同源，趨向徹底崩潰。台灣城鄉差距持續拉大，偏鄉寄望交通建設、賭場、大工業區的萬靈丹，以漢醫病理學診之，發展的仙丹必然讓病情更加惡化。

既然耗費健保支出的疾病源頭，就是能源在生活和生產的浪費與污染，環保界所主張的「碳減稅」（課能源稅降所得稅的總統政見承諾），理當擴大適用範圍於降低健保費，將社會資源的金流予以導正，並符合社會正義。

漢醫哲理貢獻於人類社會的，不只是懸壺濟世，更是撥亂反正。

自序——漢醫：「道」的桃花源

何其有幸，這個時代，我們可以科學理解漢醫，並以此實證醫學濟世救人，從而了解「道」。

迥異於西方醫學的粒子觀點，漢醫以華夏一貫「氣」的文化，建構其「波」的論述，形塑了抽象卻實用的整體系統。這樣二元性的哲學觀，不只曾困惑著牛頓那個時代的科學家，甚至到了愛因斯坦之後的量子物理，才能從容的面對「波粒二元性」背後的互補性。

東漢末年的醫聖張仲景，繼承了之前上千年歷代寶貴累積「氣」的醫學知識，在那個戰亂、兵災、傳染疾病肆虐的年代，發揚了「道」濟眾生的慈悲與智慧，留下了一部亙古鑠今的經典《傷寒雜病論》。可惜，這樣偉大的發明，並沒有像普羅米修斯一樣，將火種普傳向世界，照亮凡間，溫暖全人類；卻在成書之後不到五十年，即亡佚於神州中原。相較而言，醫聖的心血更像「佛法」的智慧，在佛滅兩千五百年後，才有因緣彰顯於全世界。

可惜，從滿清末年，醫聖四十六代世孫將辛苦保存一千七百年的家傳原稿《傷寒雜病論》傳出世人，至今已超過百年，卻仍被當成偽書；難怪仲景後人有先見之明的提醒欲流傳者「恐怕會被當作笑柄」。這真是「葉公好龍」這個虛構故事的真實版。

王唯工老師與我，不怕被誤解與譏笑，勇於公開我們對《傷寒雜病論》桂林古本的驗證，是基於我們實驗室二十多年來對漢醫科學研究累積的實證。從數學、物理、生理、病理、藥理到臨床治療與評估，我們不只一步一步將漢醫最難理解的「氣」與「經脈」，透過脈診儀實際量測；也將西方循環系統停滯的血液流體動力學找到一個新的「氣行血」發展方向。更因為這些扎實的基礎醫學知識，我們在臨床醫學取得了科學化必然的療效與應用。通過量測、運算與比對，醫聖的傳奇將不再是前無古人後無來者，而是人人可以經由學習而實踐，進而改良而更趨於完善。

我們大可以將這些實證成果當成自己的專利，這可是無價之寶，無論應用到新藥開發、人工智能、線上診治、遠距醫療、居家照護或是互聯網經濟。但是，就因為這些系統性的科學研究，我們不得不對《傷寒雜病論》桂林古本的驗證說實話：「醫聖張仲景太偉大了，在一千七百年前就實現了診斷、病理與藥理的時間與頻率領域共振的多重對應」。這樣的成就早已超過這個還在找尋未知答案的時代，而遠追《周易》的境界；當因果資訊不能充分掌握之下，自然誤以為是統計或機率問題，就像以實數的運算看待複數一樣。《傷寒雜病論》與《易經》標示著所有已知之間的關係與應用，科技進展一日千里，相信世人越來越能理解醫聖的苦心造詣。

近年來歐、美等大型學術、醫療機構紛紛起而效尤，重視漢學與漢醫領域的深入研究。比起沉默而合法的將本求利據為己有，我們更希望世人能共享這份寶貴的禮物「與天地和諧」。最重要的是我們領悟到這「智慧」背後的「慈悲」，正是「道法自然」的悠久傳承。日出而作、日落而息，百姓日用而不自知，從沒有失去，也沒有被享用而屬於誰。

追尋失落的漢醫，幫助我們於紛亂的浮華世界中，體會天地人之間的共振與美好，從而安然抵達於「道」的桃花源。

僅以此書表達對先師王唯工教授的敬意。

同時也誠摯感謝台灣大學前校長李嗣涔教授，在王老師辭世後，提示「道醫」的期許，作為學生繼續努力的標竿。

追尋失落的漢醫

郭育誠 著

第1章——漢醫藍圖——與癌細胞共舞

上古軒岐文化的傳承裡，身為醫師必須懂得什麼是「道」。人為什麼會生病，偏離了「道」所致；醫師要如何治好病人？便是讓病人回到「道」。然而要如何回到「道」呢？也就是協助收斂病人的亂度，對我來說，這是當代醫師得做的一件很重要的事。

高科技社會人心躁動，天地人之間的和諧，瀕臨崩潰狀態，癌症遂成為最具時代性的產物。癌症本質變化多端，無規則秩序，到處轉移，呼應發散過度的當今時代頻率。

保守估計每年全球已經有八百八十萬人罹癌不治，預計二〇三〇年新型癌症病例將以百分之七十的成長率產生，罹癌死亡率預測達到百分之四十五。二〇三〇年罹癌死亡人數將比一九六八年多出兩倍，如今癌症已經躍升世界前三大威脅人類生命的疾病。

根據世界衛生組織近幾年來的統計數據，台灣罹癌患者人數不斷上升，目前有近十萬台灣人診斷出患有癌症。依據死亡率來換算，每十萬人中會有二〇三人死於癌症，對照台灣總體死亡率每十萬人有七三三人死亡，台灣罹癌死亡比率是相當高的，甚至是目前亞洲癌症死亡率最高的。以上種種統計數據告訴我們，「如何收斂亂度」是這一時代的關鍵課題。

一、西方癌症治療的困境

耶魯大學鄭永齊院士從中醫經方黃芩湯中，找到治療大腸癌的藥物。在他的臨床實驗以經方黃芩湯治療大腸癌，剛開始的幾天有效，之後便失效。這個現象是當今治療癌症最令人棘手的問題。

癌細胞變化多端的特殊性

我們首先必須明白癌症的特殊性，癌細胞轉變自人體幹細胞，因此癌症的產生，在於癌症幹細胞完全不需要偽裝，便可以自然而然地侵入人體最脆弱與疲乏的組織器官。

一般來說，每當人體幹細胞蠢蠢欲動，免疫系統便即時啟動，B細胞（B Cell）與T細胞（T Cell）能夠制止及消滅危害人體的幹細胞。然而免疫系統的運作卻無法制止及消滅癌症幹細胞，這是為什麼？癌症幹細胞是具有智能的細胞，一旦癌症幹細胞侵入人體脆弱的組織器官時，它會分泌出一種物質，與侵入的組織器官細胞同化，讓來家裡查戶口的警察B細胞無法辨認及做記號，之後刑警T細胞來執行撲滅任務時，癌症幹細胞完全能躲過一劫。就好比說你看到一個可疑的人在你家徘徊，你可以打電話報警，讓警察來趕走他。可是若是自己的小孩變壞，你怎麼可能第一時間馬上打電話報警，讓警察抓走他呢？他是你的一部分啊。

等到癌症危及身體健康，進入醫療處理，即便有良好的解決方案，治療初始可以有效地殺死腫瘤細胞。然而經過幾次療程之後，我們依然會發現癌症組織細胞能夠對抗治療，無法全部殲滅。癌細胞同時也能適應各種治療方法以及藥物，癌細胞甚至可以為了生存下來，改變自己的基因。

其中癌症幹細胞生存智能更是強大，它們可以適應人體的新陳代謝，也能控制自己本身的生長信號，慢慢擴張自己的勢力，利用同化異化後的正常健康細胞，產生出更多的營養供應鏈。讓癌細胞與同化成癌細胞的同夥（健康細胞），搶奪到所需的營養與一切資源。癌細胞搶奪資源越發加劇，形成癌症組織細胞不斷擴張，於是局部組織供血過度，導致紅腫發炎現象，甚至崩潰形成爛瘡。

到了此時癌症幹細胞完全顯示出它們原始的生存本能，不再以共生為目的，而是不斷擴張，不斷啃食身體吸收營養，這些便是癌細胞的生存智能。

免疫療法的局限

鄭永齊院士經過十年的努力，他面對的任務如此艱巨。近年表觀基因學（epigenetics）的研究指出，只要任何外界條件改變，基因的呈現也跟著改變，這也呼應著我們對癌細胞的理解，它們變化多端。科學家們對癌細胞變化多端的理解，以及關注癌症免疫療法已經將近二十年。二〇一八年諾貝爾醫學獎得主美國免疫學家 James P. Allison 和日本免疫學家本庶佑，根據他們兩人的研究發現，癌症免疫療法有機會應用到臨床。無論是二〇一五年救回美國卡特總統一命的免疫療法新藥 Keytruda；或是二〇一六年名噪一時朱諾醫療（Juno Therapeutics）研發的免疫療法新藥 Car-T，都鬧得媒體與投資市場沸沸揚揚。儘管後來 Car-T 在臨床實驗時發生三名癌症病人死亡，使得 FDA 不得不緊急中止 Car-T 繼續研發，然而這些現象標示著癌症醫療議題吸引著全世界的目光。

事實上目前以免疫療法治療癌症，應答率（有效率）不到百分之十。如何提高免疫療法的有效率變得非常緊迫，提高免疫療法的有效率，也就是必須讓癌細胞恢復到正常，必須把癌細胞的變化全部都能夠掌握，這也是我們研究漢醫經方，研究《傷寒雜病論》最重要的收獲。十年前我便對鄭永齊院士說明，在我們的脈診臨床中有效的治療約為三天，三天之後脈象便會轉變，因此治療方案必須跟著調整。二十年來追尋失落漢醫的過程中，經過漫長精密的脈診科學化研究，我們有足夠的證據跟一致性來做這樣的推測（見本書第二章）。

二、漢醫經方的癌症治療方針

漢醫經方的科學化進展可以提出什麼方案治療癌症？運用漢醫經方治療癌症是最典型的符合我們對《傷寒雜病論》的理解，因為癌症變化多端。漢醫經方傳承的精髓，當然不只是治療癌症，許多當代西方醫學不能處理的疑難病證，漢醫經方都有所解。

大部分的癌症皆與病毒感染有關，每種癌症基本上都含有一種病毒感染，雖然是由人體幹細胞所產生，最初還是源起於外感。外來的病毒把ＤＮＡ鑲到人體正常細胞裡，造成突變。醫聖張仲景《傷寒雜病論》就是在處理病毒（外感）進入身體以後，所發生的複雜變化，不只病毒本身的變化，還有身體本身隨之而起的變化。若想治療癌症，必須把外感和雜病放在一起體會，完整消化整本《傷寒雜病論》，對所有的變化瞭若指掌。

以形象來比喻，癌細胞像是孫悟空能七十二變，除非我們像二郎神楊戩，有七十三變將他制伏，否則根本永遠消滅不了他。治癌細胞的最後這一變是什麼？比癌細胞多出的這一變是什麼？就是「回歸正常」，癌症患者要怎樣讓自己的環境回到正常，到最後讓癌細胞也不得不回歸到正常。因為癌細胞原本就是人體的一部分，除非我們能循循善誘，面對癌細胞每一次變化都能如影隨形，清楚掌握所有變化，才可能讓癌細胞回到正常。

臨床上我們看到癌症細胞千變萬化，與我們在治療外感時一模一樣，除非你可以嫻熟《易經》三八四爻，彼此間的環環相扣，全部都能掌握，癌症的所有變化才逃不出你的手掌心，你才能夠控制它，你才有機會把癌症細胞轉換成正常的細胞，這才是真正治療癌症的方法。

過去數十年發展出各種癌症療法，不管是化學治療、電療或放射線治療，消滅的永遠都是癌細胞，從來殺不死癌症幹細胞。我們必須認識到癌症幹細胞是你生命最強韌的原始，最原始的生命力就在幹細胞，也就是癌症幹細胞，它受我們千錘百煉練出絕世神功，是人類給它不好的環境，它努力找生路長出來的細胞，它絕對難以消滅，有時看似消滅，人類又會讓它轉化成功。

除了讓癌細胞回歸正軌，還有一個最重要的前提就是必須給癌細胞一個「無毒」的環境。人體細胞每分每秒都在生滅，癌症是最接近佛家無常的面貌之一。癌症的產生，不是突然的，許多看似突然意外得到癌症，其實醞釀已久。一直以來我們很少善待自己的身體，造成了身體內部環境極為惡劣，為了求生存，細胞使出渾身解數找出路，就像電影〈侏羅紀公園〉，告訴我們「生命終究要走出自己的路」，所以癌細胞千變萬化。在治療過程中，我們若想著只是要殺死癌細胞，終究徒勞無功。我們必須意識到癌細胞是我們的一部分，癌細胞不只是身體的一部分，也是我們心靈的一部分，癌細胞是生命替我們找尋的出路之一。

三、真正的癌症治療：整體的療癒

Hope4center 主理人 Dr. Antonio Jimenez 提出治療癌症要創造「無毒的環境」，不只是水、空氣、食物無毒；治療本身也要無毒，或是治療癌症的藥物本身也必須無毒；醫療體系要無毒；心理層次同樣要達到無毒的狀態。什麼是治療體系的毒？大部分的醫療體系已經受商業機制污染，那就是最大的毒。消費型經濟是當今醫療體系最大的毒，在消費型經濟之下最好的商業模式就是治療一個病，產生三個副作用，再治療下去變成九個副作用，如此醫療是一門好生意，錢永遠賺不完。孟子說「上下交相利，則國危矣」，現在已經不是國危，而是世界危矣。

台北市生物技術服務商業同業公會彭瓊芳理事長以基因晶片看癌症病人，發現大部分身體有農藥、黃麴毒素等污染，這就是毒。農藥毒素從哪裡來？從食物來，從你入口的青菜水果而來，從這些你認為最安全的食物，最需要的食物，其實你沒有想過農藥也在裡面。即便一開始種植時，農夫已經小心翼翼，可是他依然無法控制鄰居農戶，他也無法控水源，更無法控制空氣飄散的農藥，黃麴毒素也一樣。

癌症的發生其實不只是身體的產物，也是我們整個社會工業的現實。認識到這一點便能明白癌症帶給人類的議題，不只是個人的健康課題，同時也是人類共同的課題。癌症治療到最後不只是治療本身是無毒的，甚至人類社會以及組織都必須是無毒的，也就是說到最後如果不追求一個心靈層次的無毒，那麼癌症始終與人類緊緊相隨。

東方民族的本草智慧

未來十年內由於癌症治療方法的發展，癌症將成為一種慢性疾病。癌症療法百花齊放，不管是從中藥找到治癌的標靶藥物，陸陸續續成功的免疫療法、基因療法、細胞療法等，這麼多療法在消費型經濟體系下，我們看到的不是希望，而是要付出更大的代價來面對癌症。任何免疫療法的治療，動則上百萬，有多少人負擔得起呢？沒關係，以健保體系來做，當少數人生病，我們用健保費支付，那是社會保險。但是當如果大多數人，只要超過百分之十的人，需要用到這個資源，那麼另外百分之九十的人便負擔不起如此的健保費。

日本偏遠鄉下有一則讓人鼻酸的「楢山節考」傳說，說明當一個社會資源有限，老人家不忍兒女孫子生活困苦，為了減輕兒女的負擔，老人家自己選擇到山上自然死去。不管是健保，或是長照，如果我們不能從核心來面對類似像癌症或者老化議題，還是在消費型經濟的醫療體系輪迴，我們將要付出比「楢山節考」更大的代價。

我們從《傷寒雜病論》或漢醫的精神體會到，醫療經濟學最根本的問題，在於用最少的資源照顧最多的人。一千八百年前，張仲景以最便宜、最常見的藥物，以三百多方來應對幾乎所有的疾病，涵括婦兒、內科疾病甚至一些外科疾病。我們不是要讓醫療體系如同西方醫療體系，動輒花費十億美元開發一個新藥，我們希望醫療能夠回到最根本的方法，也就是東方人或者是最早希波克拉底斯說的讓食物成為你的藥，讓藥就是你的食物。從本草裡面得到護生的智慧，以飲食預防疾病，維持健康，對於東方民族來說，無論是華夏文化或是印度文化，早已普遍存在於悠遠的歷史傳統中。

《易經》與道

東方文明不追求強大，強大的力量通常短暫。用一個很強的毒藥治療癌症，殺死了癌細胞，卻也殺死自己，可是依然殺不死癌症幹細胞。東方追求嚴密恆久的穩定性，在發散跟收斂之間取得平衡。癌症完全呼應漢醫「生長收藏」的過程，癌症就是細胞處在惡劣的環境，它想要活下去，於是啟動分化、再生、變異來面對惡劣的環境。若是我們想要讓癌細胞回復到正常，我們不只要讓自己的身體回到純淨的狀態，要有乾淨的水、空氣、食物，也要有純淨的心靈，健康的社會，才可能免除癌症變化。癌症這一可怕的惡魔，萬病之王，帶給人類一個最深沈的課題，就像宮崎駿動畫《風之谷》帶來的啟發——所有的毒素，所有的病態現象，本身並不可怕，它們只是為了對抗心靈貪嗔癡，讓我們看到不敢面對的部分。

多少癌症或者是類似的疾病，何嘗不是人心貪嗔癡的表現、習性的表現。任何事情無論對錯，滴水穿石，長期下來，好的事情更加美好，壞的事情更加惡劣。從道家的視野來看，沒有什麼絕對的好，也沒有絕對的壞，端看人怎麼去對待。如果你不想面對癌症這樣可怕的心靈折磨，就不要讓負面因素長期累積而不自覺——不只是水的污染，空氣的污染，食物的污染，觀念的污染，甚至是社會壓力的污染，這些才是我們尋求健康真正的源頭。

四、美麗寶島福爾摩沙的漢醫藍圖

台灣站在這個關鍵年代，其實有很好的機會。漢醫在這個關鍵的時刻扮演著什麼樣的角色？我覺得應該扮演一個很積極的角色，應該把過去五十年來台灣中醫科學化的研究成果普及化，以廉價普及的方法協助全世界的人得到健康上最基本的照顧。

漢醫人工智能（AI）體系

過去二十年來，台灣漢醫科學的追尋與發展，可說是高科技與文化的體現。脈診儀的感應器（sensor）就是半導體業製造出來的，脈診儀的整個電路到最後IC化，更不用講脈診的診斷是人工智能體系，是雲科技的運用，這些都是高科技啊。如此藉由提供科學工具的診斷，更可有效率地運用藥材，提供具有東方文化特色的醫療體系，而不再是像西方建立在藥廠壟斷的巨大利益。

土地蘊藏生物多樣性

台灣是一塊具有非常生命力的土地。我們能從原生植物中發現抗癌新藥；甚至台灣有些品種的米具有抗癌作用；台灣的岩層非常特別，富藏有微量元素的水源；孕育許多原生植物，呈現豐富的生物多樣性。當我們能夠恢復與重新看見台灣土地的生命力，我們便同時可以創造出無毒的環境，遠離癌症。

繼承古漢文的閱讀力

近兩千年中原文化因戰亂世家大族及老百姓不斷南遷，讓生於斯長於斯的我們能夠閱讀古文，也因此有了打開兩千年前漢醫智慧的鑰匙。

五、漢醫之道

漢醫之道如同《易經》，也就是我們在脈診裡面看到的，如同每個卦之間都有它特殊的意義，三八四爻以及之間的變化其實是代表各種不同的狀況。當時的漢醫體會到的便是軒岐文化中「道」的精神。

「道」讓華夏文化歷經幾千年，不曾因為宗教而戰爭，因為這裡從來沒有一個教主，也沒有一個支配你意識的祭司，沒有賣贖罪券的神父，也沒有在西藏黑暗時期，讓處女奉獻初夜的喇嘛。這就是馬丁路德追尋的宗教革命，西藏的宗教改革，讓每個人直接面對上帝。華夏文明傳承「道」已經幾千年了，每個人都是問天地良心，每個人問的是上蒼，而不是問他的「神」，也就是問大自然之道理。

當我們使用漢醫經方治療肝癌、乳癌、大腸癌等疾病時，我們看到漢醫想告訴我們的是——我們不可能消滅癌症，除非我們改變自己虐待自己的習性，讓身心回復自然的「道」理，這也是整本《傷寒雜病論》給我們的提醒。否則我們儘管可以用經方控制癌症，也只是便宜行事，卻不是真正究竟的方法，或許治好了患者的癌症，卻沒有醫好他的心靈，如此依然會衍生問題。

「癌症治療」這個世界大課題，讓我們體會到戰鬥是無法殺死癌症幹細胞的，要能理解它，體會它是你身體的一部分，你才會包容它，對它升起慈悲心，如此才能夠改變它。延伸來看，戰爭絕對不會給人類社會帶來和諧，只有包容、理解與慈悲才能夠解決文明的衝突，這或許也是我們從醫學研究中得到最為寶貴的體會。

—漢醫苑診療室—漢醫經方搭配免疫療法，治療肝癌四期—

林先生七十二歲，二〇一八年五月來診所初診。肝癌第四期病患，在台北兩大醫學中心化療、標靶治療都失效。

初次就診時癌細胞已全身轉移，特別是肋骨，疼痛無比，連鴉片類止痛藥都無法控制，希望能以傳統醫學減輕痛苦並增進生活品質。

病患詢問是否可以傳統醫學搭配免疫療法，那是最後的希望，卻又擔心兩者會衝突。而且大部分的西醫反對病人使用另類療法，怕不明原因的機轉干擾治療。加上免疫療法是新的治療方法，不只費用昂貴，有效的應答率也不高，特別是肝癌。

中西醫師與醫學院助理教授的背景讓病患與家屬安心前來診所諮詢，並且得到滿意的解答「適當的傳統醫學不只可以減輕痛苦並增進生活品質，還會提高免疫療法的應答率」。於是病患決定合併治療。

兩個星期後，病患的肋骨疼痛已經減輕到可以忍受，代表肝癌細胞增生的胎兒蛋白從兩萬降到七千。

三個月後，肋骨疼痛已經消失，X光檢查也顯示病灶明顯縮小，胎兒蛋白也降到正常值四以下。

醫師按

但是從漢醫望聞問切四診的結果顯示病患的肝火依然極大，代表病患處於極度的代償負擔，也就是「陰虛陽亢」，這解釋了病患原本就嚴重的失眠與便秘。還好這些都是漢醫能一併處理的症狀，治本的同時也能治標。在提高免疫應答率對抗癌細胞的同時，漢醫更重視生理機能與十二經脈氣血的平衡，以免過度的免疫反應造成過敏或自體攻擊的後果。

臨床使用滋陰瀉火的中草藥如大黃、菟絲子、馬蹄金，早就被科學研究證實對肝癌有治療效果。但如何使用？何時使用？如何中西併用？何時該改變處方？有沒有早期客觀指標評估工具？實證、精準、並依據個人化差異應用這些現代化的科學研究成果，正是當代整合醫學最重要的課題。

第2章 —— 探索——脈診與脈診儀

奶奶活了九十九歲。過世前十年她幾乎不用上醫院，每隔一段時間，我帶著脈診儀到台中幫她量脈診，然後開藥調理身體。當然其中不乏幾次病情危急，因著使用脈診儀進行即時診斷治療，老人家可免受急診室漫長等待之苦。

奶奶過世半年前，有一次我替她做完脈診開藥，她竟然對一帖溫和的藥反胃並吐了出來，我便知道奶奶胃氣不在，從那時候開始我便沒有開藥。我幫她準備的最後一帖藥，就是找到一塊合宜的墓地。奶奶過世前十年特別交代，她不要火葬，她想入土為安。甚至到臨終前最後一個月，我提醒照顧奶奶的家人，老人家若吃不下飯，別勉強她。深秋的中餐後，在午睡間壽終正寢。

五年前岳母早上起床頭暈，家人送她到當地醫學中心治療，院方懷疑是中風，嚴重到幾乎要發病危通知，大姨連絡內人說希望來台北住幾天送終。住在我家治療一周後，身體康復回到台南。現在我也不需要去台南看她，我放一台脈診儀在岳母家，請家人幫她量測脈診，每隔一周把數據傳上來，由我判讀脈診數據，看看需不需要換藥，不換藥要就照原來的處方繼續服用，若要換藥就從台北寄下去。

以脈診儀作為中醫師的診斷工具完成人性化醫療，三十多年前奶奶絕對預想不到，也和我當初想像截然不同。奶奶當初堅持要我讀醫學院，她想著家裡的人身體都不好，要是有個小孩可以讀醫科是最好的，將來方便照顧家人。

我當醫師，不是因為我優秀，也不是醫師是一個最好的職業，而是我和奶奶有著相同的想法，想把自己和家人照顧好，至少家人生病時，我當醫師可以找到合適的醫師來處理，知道哪一科可以找誰，畢竟大家同在一個圈子多少都會有點關係。等到我自己當了十年中醫師之後，我的想法完全改變，我希望我的家人們都不要去醫院，能夠保他們不要去醫院，才是我當醫生最重要的責任。

值此高齡化社會，相信越來越多人可以體會，每當長輩生病或是自己身體突然不適，前往醫院急診室診間，大家情緒激動，不知何時才輪到自己的焦急感受。

也因此我研究漢醫脈診與脈診儀時，同時深切明白脈診儀的發明，是能帶給未來銀色世代人性醫療的重要工具。在科學工具的層次，西方家庭醫師也和中醫師面臨了類似的困境，脈診儀等中醫科學工具帶來的新型態醫療，我相信在高齡化社會更能看出它未來的影響力。

一、醫療工具的創新改變醫療型態

科技的發展改變了當代的醫療型態。每當醫學界出現一種新療法，或發明創制了新的儀器，便影響著全世界的醫療院所。好比腎臟內科出現血液透析法時，由於必須購買相關醫療儀器，及建置執行團隊，最初只能在醫學中心才能執行。後來血液透析法普及，現在一般的地區醫院也可以執行，甚至出現專門只處理這一醫療的洗腎中心。

心臟內科的心導管手術也是經典的例子。由於心導管手術是相當複雜的醫療行為，要完成心導管手術，得有一定的人力物力及相關建置，如得成立心導管室，還要有醫學中心外科配合，方能夠執行。因此，醫學中心的設置及規模，便是在完成及治療較為複雜的疾病狀態。然而，為什麼大家身體一有狀況，便前往醫學中心就診呢？

西方家庭醫學專科的困境：缺少醫療工具

當代西方醫療體系出現家庭醫學，是為了矯正專科的弊病。無論從公共衛生角度、保險角度、長照角度來看都是最佳的解決方式，可是為什麼無法落實？原因在於大家依然相信醫學中心，身體一有狀況仍然往醫學中心就診。

大家不相信在地的診所醫師，原因在於家庭醫師實際上是徒手與疾病對抗，他沒有任何醫療工具，只能建議病人轉診。

以感冒為例，其實不該去醫學中心，一般人多是擔心會有感冒之外的併發症，或是所謂延誤就醫產生的不良後遺症，為了未知的恐懼，選擇去醫學中心，覺得在那裡可以得到最高保障，這也讓整個醫療資源分配扭曲。與其用財政的方法制裁病人不要去醫學中心，還不如想方法解決基層醫師本身遇到的困境。

當代社會需要一種更為普遍的照護設置，像是在社區或是居家便可以得到診治，讓病人可以不需要都到醫學中心處理疾病問題。然而這種照護設置如果沒有醫療工具或是醫療工具的改變或進步或輔助，是不可能達成的。

中醫缺乏科學工具長期被視為迷信

中醫體系「治未病」，亦即中醫所能面對的問題都是最普遍的，也是最全面的，它看到的都是比較大的面向，也能在疾病初期介入。它還能開發出一套全面性的方法，無論是篩選、照顧、診斷、預防，這對基層醫療及未來的長期照護可以扮演很重要的角色。唯有如此，整體醫療費用以及照顧盲點才能得到解決。

中醫過去幾千年來以來，沒有所謂現代意義下的科學工具輔助，望、聞、問、切四診背後雖然都已經有了不起的數學原理證實。可是若沒有儀器輔助，在診療過程中，醫生得和超人一樣，加上看病需要體力，很容易耗散精力，診療的準確性容易降低，特別是脈診，由於過去沒有實證的研究，導致直到近百年來中醫仍被評為迷信不科學。

脈診儀的發明提供中西醫結合的途徑

若是中醫診斷有了科學化、普及化的工具，再加上落實中西醫一元化，相信可以解決醫療資源分配不均的關鍵核心。中醫的脈診，其實是分析血壓波，如同西醫看血壓（收縮壓及舒張壓），中醫卻是更進一步。一八九五年德國物理學家倫琴（Wilhelm Conrad Röntgen）發現X光看到骨骼，事實上這也是屬於中醫望診的範疇，只是看的波長不同，所以呈現出來的主體也不同，但觀念是一致的。

未來中醫的望診一定能發展出西方醫學沒有看到的部分，更不用講語音診斷。在語音分析上，中醫發現得更早。科技與中醫診斷接軌，不但會開發出新的工具讓中醫得到新時代的進步，更重要的是提供了一個中西醫結合的途徑，讓中西醫可以互相溝通，進而發展出新型態的另類醫療、整合醫療。

二、戰後台灣中醫脈診儀的發展

脈診是中醫診療最獨特的部分之一。兩千年前的中醫學經典《內經》、《難經》到《傷寒雜病論》都將脈診作為核心的診斷方法。《內經》記載著岐伯對黃帝述說如何取脈[1]，也告訴我們如何以寸關尺三部分候感觸手腕橈動脈，診斷出身體五臟的狀態[2]。《難經》則是指出如何以下指輕重與深淺，透過脈診得到五臟變化的資訊[3]。《傷寒雜病論》在〈平脈法〉中提到為何脈診可以知氣血臟腑之診「脈乃氣血先見。氣血有盛衰，臟腑有偏盛……欲知病源，當憑脈變」。

時至今日，許多人依然不相信脈診，即使閱讀經典上的文字，依然很難體會與理解，以文字表達觸覺，甚至由觸覺引發的視覺隱喻描述，如「脈藹藹如車蓋者」、「脈累累如循長竿」、「脈瞥瞥如羹上肥者」、「脈縈縈如蜘蛛絲者」、「脈綿綿如瀉漆之絕者」（見《傷寒雜病論·平脈法》），若非老師願意心印心的傳承，加上徒弟天賦靈巧以及願意下功夫反覆練習，否則實在難以體會經典中的描述。

探尋漢醫秘密的道路上，許多前輩們也對「脈診」這一題目，進行過相當深度的思考與研究。他們將脈診研究緊扣中醫科學化，七〇年代以前，中醫科學化的研究無法如同西方醫學研究可重複驗證，多是理論論述。直到八〇年代，汪叔游教授開始研發脈波儀，將中醫的脈診研究帶入新紀元。

西方醫療體系在二十世紀初期，隨著當時科學的進展，陸續開發出有助於診斷的科學儀器如X光機，超音波檢查儀等。德國物理學家倫琴（Wilhelm Conrad Röntgen，1845-1923）發現了X射線，獲得了第一屆（1901年）諾貝爾獎，X光攝影成為了西方醫療體系獲取診斷資訊的重要來源，如今X光機也成了各種層級醫院的必備基礎儀器。

超音波的發現與進展[4]，更寫下了西方醫學工程的新頁，五〇年代超音波用來探測腦內組織，找出顱內腫瘤；也成功用於探查心臟；之後超音波漸漸運用在懷孕婦女的診察，八〇年代西方醫療開發出電腦斷層掃描技術。科技對西方醫療的影響已成為沛然不可擋的趨勢，電子電機產業參與醫療器材的研究與發展，從五〇、六〇年代以降，直到現在依然興盛。

戰後的中醫研究在這股世界潮流中，擷取了西方科技，發展出中醫的醫療工具。八〇年代的中國醫藥大學更是中醫科學化的培育所，中醫診斷科汪叔游教授開始研發脈波儀，立下中醫科學化里程碑。

時域型脈診儀的研發：汪叔游教授

汪叔游教授[5]受過西方醫學的專業訓練，他是美國哥倫比亞大學生化碩士，同時也專研中醫脈診，他的著作《中醫脈證學》雖已絕版，卻是經典中的經典。他透過脈波儀，仔細觀察經絡和現代醫學的很多疾病，整合中醫與西醫。這一點古今中外無人能及，可惜他的研究太艱深，當時只有陳逸光醫師跟著他一起進行研究。目前市面上還是有以他的脈波儀為雛形，繼續發展的脈診儀機型[6]。

汪教授的脈波儀為壓力式探針，可做時域波形分析，汪教授以脈搏感應器、壓力轉換器、以及多頻道記錄器，將脈波圖與電腦相結合，使脈波圖和心電圖同步顯現，並將脈波圖給予一次導函數可看出斜率，記錄寸、關、尺與浮、中、沉，建立一套脈波判讀的標準，為中醫脈診的科學化跨出一大步。臨床上已經針對數十種不同疾病與症型作出研究。近二十年來也有後續的研究如張恒鴻將汪氏脈診儀繼續應用於臨床，並與林康平教授發展新的測量方式。陳建仲開發自動化脈診儀，研究儀器穩定性[7]。

頻率領域脈診儀的研發

❶魏凌雲教授

旅加學人魏凌雲教授，曾一度返台於交通大學擔任講座教授。魏凌雲教授費時十四年完成《鍼灸科學與技術》一書，完整討論一九八七年之前中醫基礎科學研究，也將針灸與經絡相關的科學研究做系統性介紹[8]。魏凌雲教授是第一位將脈象以傅立葉轉換到頻率領域進行分析，並發現其中的特徵。

❷王唯工教授

王唯工教授參考魏凌雲教授《鍼灸科學與技術》書中提到科學脈診與頻率領域的雛形，王教授脈診儀軟體與硬體據此為基礎，一九八八年王氏脈診儀初步完成，以氣囊壓力探測脈波，設計原理是以傅立葉轉換方法分析動脈血壓波，將時域的血壓波信號轉換到頻率領域進行分析。

一九九〇年王教授在中國醫藥大學〈脈學專論〉課程中曾經提及，閱覽過魏凌雲教授書中有關脈象頻率分析後，恍然大悟，發現其中隱藏著脈診生理及物理上的重大意義。當時王教授在神經與免疫學領域研究已獲得世界認可，其論文曾經刊登於世界公認最佳期刊〈科學〉（*Science*），卻轉而投向脈診研究。憑著科學家的靈敏嗅覺，加上對華夏傳統文化濃厚情感，毅然決然投入當時備受質疑爭議的中醫基礎研究。

王唯工教授的脈診研究觸及西醫未知的領域。他透過物理、數學理論推導以及生理上的研究，發掘出中醫脈診的原理，亦即「徑向共振理論」，以及用方程式衍生出來諧波對應經絡之間的關係，甚至把五行相生相剋、穴位、經脈、藥理、病理和臨床關係，全部都建構起來，它們之間的關係是一層一層疊加的。

三、其他國家對脈診儀的研究

當然也有許多研究團隊投入脈診儀的研究，如日本渥美和彥理事長與Sony的團隊，中國大陸金偉老師的研究小組，香港大學張大鵬

（David Zhang）教授，甚至印度的團隊，幾乎所有的研究團隊只注意並分析示波器記錄的時間領域訊號，不然就是藉由脈象的比對分析，對應西方醫學的疾病。

這樣的研究方向有其正向意義，由於西方血液流體動力學研究團隊也常藉量測脈搏的方法分析血壓或血流，因此能迅速幫助西方醫學思維下的專業人士，建立對脈診初步認識，不再視其為怪力亂神，可惜也錯失了當代正統西方醫學看不見的世界。

四、脈診的科學證實

王唯工教授及其研究團隊自一九八七年開始，進行一系列脈診與血液流體動力學的研究，建構了中醫基礎生理學。

提出脈診的物理證據：共振

為了探詢脈診的真假，王教授先以仿體實驗來推演，設計出橡皮管與五個氣球的水波模型，橡皮管好比血管，氣球代表器官，擠壓任何氣球，都可以在橡皮管的任何點偵測到變化，模擬器官與血液循環系統，具體提出脈診的物理證據，同時發現循環系統具有共振（resonance）的物理特性。王教授在一九八九年國際生物醫學工程大會發表〈器官與心臟共振〉論文。

接著王教授設計動物實驗。在大白鼠腎脾動脈實驗中，夾止腎動脈，第二諧波以上皆下降；夾止脾動脈（上腸系膜動脈），第三諧波以上皆下降。驗證了王教授從魏凌雲教授書中得到的假設——血壓波的諧波特性，果然與器官血液循環有關。一九八九年王教授將實驗結果發表在〈*Cardiovascular Research*〉期刊，脈診背後的原理獲得生理學的科學證實，驗證局部血流變化可以影響血壓波的波形。

五臟六腑十一經脈分別對應 H_0 ~ H_{10} 諧波

一九九〇年發表論文〈由脈波來研究經絡及能量之分配〉，對脈搏（周期性的血壓波變化）進行傅立葉分析，五臟六腑十一經脈分別對應到以下各諧波——

H_0 手少陰心經（火）　心氣
H_1 足厥陰肝經（木）　肝氣
H_2 足少陰腎經（水）　腎氣
H_3 足太陰脾經（土）　脾氣
H_4 手太陰肺經（金）　肺氣
H_5 足陽明胃經（土）　胃氣
H_6 足少陽膽經（屬木相火）　膽氣
H_7 足太陽膀胱經（水）　膀胱氣
H_8 手陽明大腸經（金）　大腸氣

H9 手少陽三焦經（屬木相火） 三焦氣

H10 手太陽小腸經（火） 小腸氣

血壓諧波的低頻部分，包括直流與前四個諧波剛好對應到「心氣」、「肝氣」、「腎氣」、「脾氣」、「肺氣」這五臟的經脈；而高頻部分包括第五諧波到第十諧波，這六個諧波對應到「胃氣」、「膽氣」、「膀胱氣」、「大腸氣」、「三焦氣」與「小腸氣」這六腑的經脈。

以共振解釋血液流體動力學

為何心臟不到兩瓦的輸出功率，卻能推動成人的血液循環？當代血液流體動力學一直無法解釋這一現象。一九九一年王教授及其團隊發表於〈*Cardiovascular Research*〉期刊論文〈共振：血液流體動力學忽視的現象（Resonance——the missing phenomenon in hemodynamics）〉，以共振機制來解釋動物實驗中血壓波的諧波特性，完美詮釋為何心臟不到兩瓦的輸出功率，卻能推動人體五公升的血液循環。

每一個器官有特定的頻率

一九九二年王唯工教授在〈*Acta Physiologica Scandinavica*〉發表〈器官中的濾波特性〉，發現每個器官就像濾波器，有特定的頻率特性。一九九四年發表於〈*American Journal of Physiology*〉期刊的論文〈腎臟系統中的共振〉，說明在腎臟系統中，共振機制的運作有如收音機的選頻器，解釋腎臟系統中第二諧波的頻率特性，如何幫助腎臟血液灌流。

共振是脈診的生理基礎

一九九七年王教授與夫人林玉英教授共同推導出徑向共振方程式，描述動脈的血壓波傳遞特性。二〇〇〇年補充了徑向共振方程式的物理特性，以及對微循環的影響。徑向共振理論便是脈診原理的生理基礎。

五、漢醫客觀實證的病理數據

在脈診儀設計的原理中除了以傅立葉轉換分析動脈血壓波，還運用於臨床時，偶然發現的血壓諧波變異係數，它不單單是校正指標（用來測量每一次測量時數個血壓波之間的穩定度），更是具有客觀病理指標的價值。

在王唯工教授與魏開瑜醫師一起從事臨床研究時，發現魏醫師診斷為肝風內動的病人，在脈診儀記錄中，病人的第一諧波（代表肝經）變異係數呈現極大的變化，重複測量並確認沒有操作失誤，引導王教授思考血壓諧波變異係數的臨床生理意義。血壓諧波變異係數代表血壓波之間的不穩定性，數值愈大亂度越高。

如同心電圖對心搏電流的記錄、監控、診斷與臨床應用，將抽象而看不見的能量與信號導入醫學領域，並提供可徵驗、討論與研究的依據，從而有心律不整、心搏過速、心肌缺氧、心室顫動、心肌梗塞等等客觀而實證的病理診斷與臨床治療發展。脈診儀的發明、改良、分析解讀與臨床對比驗證，也將抽象的中醫病理落實成客觀而實證的病理數據，不再成為感覺性的猜測與漫無根據的想像。

除了基本的氣分病、血分病、六淫、血瘀，與五臟六腑氣血虛實相關的心火、肝火、胃火、肝血、肺陰、膽經血分之外，諸如外感、病入膏肓、心腎不交等中醫特有的病理名詞，皆變成信而可徵，並且可以重複驗證的診斷工具，這正符合這個科學時代，對實證醫學的要求。

六、漢醫特有病理名詞客觀實證的定義舉例

陰平陽秘

從脈診儀數據來看，血壓諧波低頻部分包括直流與前四個諧波對

應到「心氣」、「肝氣」、「腎氣」、「脾氣」、「肺氣」，這五臟的經脈屬陰；而高頻部分包括第五諧波到第十諧波，這六個諧波對應到「胃氣」、「膽氣」、「膀胱氣」、「大腸氣」、「三焦氣」與「小腸氣」，這六腑的經脈屬陽。

在健康的正常人，五臟六腑氣血應當均衡分配，隨諧波數依次遞減，所以屬陰的五臟氣血應當比屬陽的六腑充足而穩定，稱為「陰平陽秘」。

氣分病

血壓波透過傅立葉分析得出十個有生理意義的諧波，這些諧波包含震幅大小與相位差兩個部分，震幅代表諧波能量的強弱與「氣分病」有關。

比正常值高稱為「實」，代表「外感六淫」，最常見的是第一諧波上升的肝火與第七諧波上升的風邪；比正常值低稱為「虛」，代表「臟腑氣虛」，最常見的是第二諧波不足的腎氣虛與第三諧波不足的脾氣虛，這些虛實變化廣泛出現在不同季節與各類疾病。

血分病

諧波相位差代表諧波在組織之間傳導的快慢，與「血分病」有關。比正常值高稱為「實」，代表「經脈血瘀」，最常見的是第十諧波的小腸經血瘀，出現在五十肩或耳鳴的病患；比正常值低稱為「虛」，代表「臟腑血虛」，最常見的是第一諧波的肝血虛，出現在貧血與月經後的女性病患。腎經、脾經、肺經與六腑的血分不足也常稱為「陰虛」或「津液虧」。

膽氣不升

頭部循環的恆定供應是循環系統最優先的任務，第六諧波是頭部循環的主頻，帶領其餘五對陽經往上支持頭部血液的灌流。膽經也是頭部分布最廣與綿密的經脈，這是人類身為萬物之靈與其他動物差異最大的生理進化。

當第六諧波氣虛，則降低頭部血液灌流的效率，進而產生頭部缺血或缺氧的病理變化，並表現在第六血壓諧波變異係數的明顯上升。常出現在老年癡呆症、憂鬱症、巴金斯症與中風後遺症的病患。

七、以脈診儀重現《內經》病程嚴重性的定量指標

就讀醫學工程博士班期間（1997-2004）在王唯工教授的指導下，進行脈診儀在臨床醫學上應用的研究。我關注的研究主題是，兩千年前漢醫如何透過脈象，預測患者的死生之期或是疾病的嚴重性。

《內經素問．陰陽別論篇》提到「別於陽者，知病處也；別於陰者，知死生之期。……凡持真脈之藏脈者，肝至懸絕急，十八日死；

心至懸絕，九日死；肺至懸絕，十二日死；腎至懸絕，七日死；脾至懸絕，四日死。」對應中醫脈診系統化如此明確定量的指標，是否可以透過脈診儀來重現，亦即由血壓波的脈象分析，評估患者是否面臨死亡威脅，進而建構出適用於當代臨床的死亡與疾病嚴重性的定量指標。

我們知道近年來血壓波的分析，逐漸在西方臨床醫學研究中得到重視，一來是中醫的整體觀受到關注，再來是西方循環醫學的瓶頸，還有當代眾多系統性疾病的盛行。在高血壓、心臟衰竭與老化領域，以及血壓變異率等研究都掀起國際合作的趨勢。

低頻血壓諧波變異係數的意義：別於陰者，知死生之期

在大白鼠瀕死實驗中，顯示低頻第一至第四血壓諧波變異係數明顯地上升；高頻的第五第六血壓諧波變異係數，不管是死亡過程中的大白鼠或是瀕死又倖存的大白鼠都沒有顯著的差異。這代表了低頻的

五臟「陰」經與死亡相關，而高頻「陽」經無關生死。如《內經》所言「別於陰者，知死生之期」，也印證王教授提出的低頻血壓諧波屬於「陰」，高頻血壓諧波屬於「陽」的理論。

難怪漢醫稱低頻的肝經、腎經、脾經、肺經為足厥「陰」肝經、足少「陰」腎經、足太「陰」脾經、手太「陰」肺經，稱高頻的胃經、膽經為足「陽」明胃經、足少「陽」膽經，即此怎能不讚嘆先人「科學」領先我們兩千年呀。

健康受測者與門診病人血壓諧波變異係數的差別

在臨床實驗上，若是健康的人接受測試，第一至第六血壓諧波變異係數值皆在百分之五以內，門診病患則小於百分之八。另外，健康受測者與門診病患在第一至第三諧波並無明顯差異，可是在第四至第六諧波（高頻）變異係數，門診病患在統計上明顯高於健康受測者。

我們可以得知病證（即經絡或循環系統共振條件的破壞）開始於高

頻，再逐一往低頻走。

重症病人血壓諧波變異係數特性

在臨床實驗中，末期癌症病患群第一及第二血壓諧波變異係數小於百分之十五，第三至第六諧波變異係數皆大於百分之十五。且第一至第六諧波變異係數統計上明顯高於門診病患。

第三至第六諧波變異係數皆大於百分之十五，告訴我們某些器官組織，已因疾病影響其組織細胞的循環供血，末期癌症病患的血壓諧波變異係數清楚說明，病患循環系統的不穩定以及疾病的嚴重性與涉及病位的廣泛程度。

血壓諧波變異係數由高頻至低頻的亂度增加，呈現癌末病人除了原發癌細胞病灶外，大多併發擴散與多重器官轉移，於是造成正常組織細胞缺血缺氧與器官破壞，最後來到循環系統整體的嚴重崩解。

一般門診常見的病痛狀態與位置，藉由由高頻血壓波變異係數顯示出來，再對照末期癌症病人的血壓波變異係數，完整呈現《內經》「別於陽者，知病處也」這兩句話的神髓。

瀕死病人血壓諧波變異係數特性

在一連串的變化下，我們接近死亡的邊緣。臨床實驗中，癌症病患死亡前一天，第一至第六血壓波變異係數全都超過百分之十五，與死亡前兩天比較，又明顯上升一段距離。最後一天血壓諧波變異係數的急遽上升，和大白鼠死亡前血壓諧波變異係數急遽上升相同，代表相關器官組織不可逆的缺血缺氧壞死。

《內經》「別於陰者，知死生之期」、「真臟見為敗，必死」等等預測死亡的論述，以脈診儀系統語言來說就是「從疾病最輕微的門診病患，沒有及時處理，隨著疾病加重成為重症病人，到最後死亡的過程，高頻諧波一步步緩緩上升，定量且系統的反映生命系統的崩潰」。

漢醫科學化的研究至此，已經從基礎理論架構出完整系統的臨床實踐體系，不管是《內經》提出的由腑而臟的傳變理論，或是《傷寒雜病論》的六經傳變架構，這些漢醫經典衍生出的疾病治療系統性策略，都能藉由血壓諧波變異係數來理解與解釋，更重要的是可以以定量的方式用於臨床診斷。

橫跨十幾年來我在門診累積的龐大資料庫，也不斷賦予脈診儀完整的病理意義。同時我也專注改進脈診儀取得資訊的有效性。

八、台灣脈診科學獨步全球

二〇〇七年我在世界傳統醫學與輔助醫學大會演講完畢，日本統合醫療學會渥美和彥理事長，立即前來和我致意，讚美我們做的研究。他內行地詢問「如何可以單一點穩定地獲取信號，分析得到臟腑經絡虛實的資訊？為何ＳＯＮＹ與東京帝國大學醫學院合作的脈診研究，取寸關尺三個點，依然得不到穩定的信號？」

真不愧是渥美和彥理事長，這一個問題可是我指導研究生「中醫藥研究方法」的基本問題，至少得花一學期，才能讓只有醫學院或工學院背景的研究者有正確而清楚的概念，當下無法以三言兩語回答，只能一針見血地指出根據取樣定理，若取樣頻率夠高，單一點即可重現完整波形。再透過傅立葉分析，就可將時間領域的血壓波，轉換到頻率領域的諧波，如此十二經脈的氣血盛衰可以以數學形式呈現。

渥美和彥理事長的提問，標示出台灣漢醫脈診科學研究五十多年所走到的路。

試想，如果沒有魏凌雲教授對最基礎的工具下功夫改變，脈診研究可能會一直停在汪叔游教授時間領域的階段，雖然汪教授曾經在書上提到，藉由傅立葉分析可以得到諧波，可是他並沒有把諧波與經絡的關係對應起來。魏凌雲教授沒有看到，他卻創造出工具來分析。王唯工教授最重要的貢獻，就是把兩位前輩的研究結合起來，推展出量測諧波便能呈現經脈特性。然而如果沒有來自日本製作精良的探測器（sensor）脈診儀便無法應用到臨床。

這些都是發展在台灣的科學故事，更加證明科學必須有群聚效應，亦即資訊的透明，自由的互通及整合，才是整個科學進步的一個重要條件。科學的進步常常不是一個人的聰明才智可以完全解決，現在的時代更是如此，網路社群工具的發展，讓理念一致的人比起過去能更快的聚在一起，比起過去許多踽踽獨行的先驅者，如今時代讓大家可以更緊密地連結。

註釋

1. 「黃帝問曰：診法何如？岐伯對曰：診法常以平旦，陰氣未動，陽氣未散，飲食未進，經脈未盛，絡脈調勻，氣血未亂，故乃可診有過之脈。切脈動靜而視精明，察五色，觀五臟有餘不足，六腑強弱，形之盛衰，以此參伍，決死生之分。」見《內經．脈要精微論》。

2. 「……尺外以候腎，尺裡以候腹。中附上，左外以候肝，內以候鬲；右外以候胃，內以候脾。上附上，右外以候肺，內以候胸中；左外以候心……」見《內經．脈要精微論》。

3. 「脈有輕重，何謂也？然：初持脈，如三菽之重，與皮毛相得者，肺部也。如六菽之重，與血脈相得者，心部也。如九菽之重，與肌肉相得者，脾部也。如十二菽之重，與筋平者，肝部也。按之至骨，舉指來疾者，腎部也。故曰輕重也。」見《難經．第五難》。

4. 文中提及超音波的部分，資料來自《暗黑醫療史》（蘇上豪，方寸文創，2015）如今各種型態的超音波發明，讓醫學很多領域都要靠它診斷，甚至有所謂３Ｄ、４Ｄ超音波，給予醫生立體而即時的影像。

5. 汪叔游教授畢業於台灣國防醫學院，美國密蘇里哥倫比亞大學生化研究所碩士，歷任台灣三軍總醫院心臟血管內科主治醫師，空軍總醫院小兒科主任、航空暨太空醫學研究發展組組長，及國科會專題研究主持人。中國醫藥大學中醫研究所副所長兼診斷科主任教授、中國醫藥大學附屬醫院中醫診斷科主治醫師等職。曾為加拿大卑詩省高級中醫師（Dr. TCM）。汪教授對中醫脈診脈象圖以及脈波診斷有專門研究，出版著作及論文數十餘篇，為中醫診斷走向科學化卓有貢獻。

6. 目前市面上科隆公司所出產的 PDS-2000 型脈波儀，即是以相同原理而改良其操作介面，所製成的進階型產品。

7. 資料來源 http://www.chi-bo-zhai.idv.tw/column/view/268 脈診與脈診儀，田莒昌。

8. 鍼灸科學與技術，第 12 章，pp352-387，中華書局，台北，1987。

找不出病因的重症，經方治療峰迴路轉

陳中申

二〇一五年是我生命峰迴路轉的一年。生日當天，我感覺胃悶、沒胃口、下腹鼓脹、按壓會痛，舌苔又厚又白、口又苦又乾，睡不安穩很疲累。當天晚上肚子脹痛加劇，痛到呻吟喊叫，有便意卻無法順利排便，這是身體前所未有的狀況，我接受太太的建議到醫院掛急診。醫生懷疑是盲腸炎，為我進行腹部X光、抽血、量血壓等各種檢驗，發現沒有什麼問題，打了點滴、拿止痛藥，我便回家休息。之後的日子，我的身體經常感覺有氣無力。

過了約莫一個月，睡眠品質變得更差，口臭、咳嗽，痰中帶血，因為有鼻涕就看中醫，朝感冒的方向處理，但是沒有改善。中醫囑咐我要去醫院檢查，我卻拖延著。

又過了一周，凌晨三四點，我在睡眠中，出現深度劇烈咳嗽，咳出的痰很黃、很黏稠，量又很多，並且有鐵鏽色的血塊，感覺不可怠慢，趕緊到榮總胸腔內科就診。醫生仔細詢問病情，朝肺炎方向診治，並建議我取消到日本探親之旅，怕有肺結核疑慮，要我接受驗痰以及細菌培

養，並服用抗生素。隔天，咳嗽狀況改善，痰的顏色變淡，為了保持體力，我又到附近中醫診所看病，加服中藥。

隔了兩天，已有改善，痰已無血色。可是仍然沒胃口，口乾舌燥，想喝水，但是胃依然很脹，連一小口的水都感覺吞不下去。再去腸胃科檢查照了胃鏡，醫生說是胃潰瘍，開給我處理幽門桿菌的藥。

可是後來又出現後腦勺暈暈的感覺，人累到連平常用來休閒放鬆的電視也無心、無力觀賞，打開電腦想處理一些事務，也腦力不濟，晚上睡不安寧，經常一翻身，腦袋瓜就動了起來，跳出很多思緒，無法深睡。

以前我不挑嘴，三餐有什麼就吃什麼，經常吃得津津有味，這次卻一反常態，不管太太怎麼煮，我都不想吃，只有勉強動一下筷子，吃幾口交差了事。以前不管睡覺環境如何，一碰到床便可以很快入睡，睡得深沉，隨遇而安，而且只要醒來就可以充滿工作動能。

這一個多月以來，南來北往雖然都有就醫服藥，陸續出現的反常現象，讓我太太忍不住找出幾年前郭醫師曾經在網路的貼文。她仔細閱讀之後，建議我去讓郭醫師做整體性的治療，不要只是頭痛醫頭、腳痛醫腳。

二〇一五年六月十三日，我來到了當代漢醫苑，接受郭醫師的診斷治療。這是一次至今只要有朋友問起，我依然津津樂道的就醫經驗。當日做了脈診儀診斷之後，郭醫師看著我的脈診圖，同時靜靜聽我描述了所有的症狀，並為我雙手把脈。

他對我說：「你的其他症狀都是附帶的，最急需處理的是『心火過旺』。你的心臟曾經『熱』過頭沒處理，脈診儀測到這個紊亂的脈象，呈現你已走過多次鬼門關，只是你自己不知道」他接著笑說：「你可能上輩子燒過好香，人生五十九歲真的是一個關卡。」最後他特別吩咐，抗生素、胃藥、心臟藥都不要再吃了，藥性太寒。我照醫囑，真神奇，沒有殺菌，肺炎、胃潰瘍卻真的就好了。

我想起以前曾經胃痛，大便黑色而懷疑胃出血，結果抽血、驗便、照超音波，卻都正常，拿了整腸胃藥、休息後又沒事了。也曾經從肚裡湧出好多清清的冷水，流鼻水、身體一直打冷顫，好像起乩，又酸又冷。

還曾經做園藝時，搬大石頭，引起心臟猛烈跳動、臉色慘白。

細細回想，原來症狀早就顯現，只是一直硬撐著，直到同時爆發，幾至不可收拾。幸虧郭醫師收拾得了這個局。他先給我兩天份的藥，囑咐兩天後一定還要再來。這兩天的藥，郭醫師想了二十分鐘才確定方劑。他真是小心翼翼，謹慎嚴謹。

服用了這兩天的藥，我恢復了食慾體力，胃不脹了，也不咳了。繼續診治調理，一次比一次進步的精神體力，讓我沒有因生病，而取消任何一個早已排定的音樂會演出以及講座的行程。真是忍不住要感恩並讚歎郭醫師的仁心醫術，他熟稔望診與脈診，掌握病機並給予我對症的方劑，讓我不必穿梭在大醫院各科別的診間而重獲新生。

郭醫師說我的胃不舒服，是由於心火過旺，引起的缺血性胃炎，不能吃殺掉幽門桿菌的抗生素，不然心臟會受不了。肺炎是幾十年來事務繁雜使心臟過度操勞引起的，所以先以顧心護心，處理心火過旺為治病主軸，同時再兼顧其他臟腑。郭醫師也經常叮嚀我：「小心！不要感冒！

長期不斷『外感』耗體力耗氣，傷精又敗神。」

由於時常感冒，我去做了三伏貼。郭醫師說：「雖然三伏貼有它的功能，但是你的肝火過大，濕寒未去，做三伏貼反而濕熱上火。」於是我趕快撕掉。是的，很多保健常識常常是片面的、不管個人體質的，有時，養生反而養起病來。

他也三不五時提醒我，要持盈保泰，別讓自己壓力太大。又說，魔鬼是藏在細節裡，他叮囑不必因為素食而廣食各種豆類加工品，也不必怕營養不良而瓜果不忌，更不必為了養生而進補或吃營養食品，不要盡信各種道聽塗說的偏方，以免為了健康卻適得其反。

當時，我也曾為了這些嚴格的飲食禁忌而大傷腦筋，但事實證明，生病調理期間的嚴格飲食，也是有效的藥呀！我知道，有很多人因為無法忍受郭醫師的飲食禁忌而放棄醫療，殊為可惜。

郭醫師的每一個叮嚀，成了我的保健護身符。感恩郭醫師！

第3章——追隨漢醫家—傳承與經方

二十多年前中醫學系教授們提到脈診瀕臨失傳，若是真的想學必須自行向民間歷代家傳老中醫拜師學習。於是，醫學系六年級的我每天晚上從台中搭車前往豐原，和江應魁中醫師學習。

最初，江老師教授的是《內經》與《難經》五臟六腑分候的方法，由於十分抽象，許多學長同學們難以理解，後來老師另外授以容易理解的二十八脈[1]。然而對我來說比起二十八脈，我更喜愛《內經》與《難經》五臟六腑分候法，對此江老師十分好奇。

有天深夜跟診結束，他問起這問題，我告訴江老師，參觀王唯工教授中研院實驗時，王老師以脈診儀研究脈診的成果——在人體循環系統共振現象的研究下，血壓波透過傳立葉分析，十二經脈對應於血壓諧波，諧波的振幅部分代表「氣分」，也就是《內經靈樞．經脈篇》的「是動病」，諧波的相位代表「血分」，是《內經》的「所生病」，也就是《難經．二十二難》說：「是動者，氣也；所生病者，血也。」

江老師極為訝異，並且讚嘆科學方法的神奇。

漢醫學有別於西方醫學，從望、聞、問，到把脈（切）等診斷體系，所賴以診斷的都是抽象的。以馬光亞老師的話來說，中醫看到象，是看到一個感性的感覺，一種感性的接觸。怎麼把感性提升至理性的思維，是一個醫生必須具備的能力，一位漢醫師必須能鍛鍊出自己感性與理性的能力。脈診儀的發明正好把感性的接觸以理性的語言傳達出來，就像我和江應魁老師學把脈，老師把病人左手脈，我把右手，然後互換，我們以為把出來的脈是一樣的，可是若從脈診儀數據來看，十幾秒間脈象可能就完全不同。

我也和鍾永祥老師學針灸，鍾永祥老師是醫王修養齋[2]的弟子。那時候每一屆學士後中醫系的學長們，都會邀請鍾永祥老師開班授課，大夥兒一起開車到東勢，在老師診所上課。於鍾老師的課堂上我學會基本進出針、取穴以及經絡循行。在醫院實習的時候，鍾老師每週三下午都有針灸門診，我也去跟診。後來有因緣與修德祥老師學針灸，他針灸的確高明，然而由於複雜深奧，弟子只能自行領略。

一、跟隨漢醫家學習之路

一九九五年北上就讀研究所時，江應魁老師再三叮嚀我，修師祖的絕學「循經透氣」與「八卦針法」，唯有長子修德祥老師學得六七成真傳。一到台北，我立即前往修德祥老師家求教，修德祥老師只說再看看機緣吧，於是只能在修師祖靈前上香，祈求有幸繼承絕學。

修氏針法堂奧

經過了十二年，二〇〇七年才有機會跟著修德祥老師學習。我和張順晶醫師每個月各給老師一萬元紅包束脩，老師說你們想學什麼就開口，我就教你們，接下來兩三年，我們每週兩天下午去找修老師。有時候老師跟我們天南地北聊天，有時看他針灸，修德祥老師的確厲害，能控制氣的走向，甚至可以讓氣從一條經絡通到另一條。他要我們自己試針，或師兄弟互針，即便如此我們依然做不到修老師般的程度。除此之外，還學習製針，煉製黃丹，抄以前修師祖留下來的藥方，一起研討藥方。

修德祥老師教學風格隨性，或許修老師不知如何傳達他的體系，然而至少我明白修氏針法的奧妙，好比「飛經走氣」，親身體驗過才知道存在如此玄妙針法。修家取穴非常嚴謹，只要如法取穴一定得氣，得氣的方法又要求得更加精細。八卦針法的神妙在於施針者能讓氣要上就上，要下就下，通暢整條經絡，光是通暢經絡，便能有極高的療效，可這還只是修氏針法的皮毛。八卦針法真正厲害之處在於，可用來應對所有千奇百怪的病證，作為一位漢醫研究者，我真不希望它失傳。

我始終沒有學通修氏針法。修德祥老師教我們的針法，和師祖修養齋書上寫得不同，前三卦的第一卦針法便與書上不同，讓我不知如何是好。曾經想設計實驗，然而修氏針法實在複雜，很難完成。

最後一次見到修德祥老師，他躺在床上，奄奄一息，床頭擺著一碗冰塊。每說幾句話他得吞冰塊。虛火太盛，熱散不掉，他很難受，想吞冰塊自救。可是吞冰塊也等於是自殺，火一熄人也滅了。加拿大徐國武師叔打電話要我趕快去看修老師，說老師去旅行，一時技癢在榕樹下幫四五十個人針灸（一說三四十人），也不知道到底是多少人，針完之後心氣大傷，回來之後就癱了。沒多久之後，老師過世了。

還能夠把這個絕學留住嗎？曾經期待透過師叔們可以拼出修氏針法的全貌，可是連我的師叔徐國武醫師也不知道這奧秘，鍾永祥老師又已辭世。多年來我一直牽掛在心，念念不忘。後來因緣俱足，得以請益修養齋師祖入室弟子黃美涓醫師，疑惑盡解，如此一來，便可放心將針灸應用於門診。我的診所過去一直沒有針灸治療的項目，一來有病氣考量，二來是自己尚未完全理解通透的體系，便不能運用於病人。

在和黃美涓醫師請益的往返信件中，亦提及自己從脈診研究中發現經脈與穴位的基本穴性，歸經補瀉的作用，與經典所錄不差，近期亦發現雷射針灸有類似的作用。讀著黃師叔的回信[3]，心中一塊大石落了地，修氏針法不但在科學方法之下將能以新的工具重見天日，更可運用於臨床造福病家。

初炙經方風采：張步桃老師

尚未開業前，我在脈診部分已有不錯的進展，可是藥卻開不精準，當時我開的藥方還是以清代《醫宗金鑑》為本，於是再度尋訪醫家，想磨礪開方功夫。最初想與張步桃老師學習開方，沒想到這整個學習歷程，幫助我把如同無字天書般的脈診儀，看出與經方的關係。

台灣最有名的經方家肯定是張步桃老師[4]，大部分在台灣學經方的醫師都是拜他為師。不是跟過他的診，也一定看過他的書。何謂「經方」？清朝初葉有一群醫家遵古，他們稱張仲景著作使用過的方劑是「經方」，後世醫家及溫病學派所使用的方劑則是「時方」。受他們的影響，中醫界所說的經方是指使用張仲景《傷寒論》及《金匱要略》中的醫方。

還記得那是中和很偏僻的一個夜市裡的小小中藥鋪，張步桃老師就在那兒看診。星期六下午，他姍姍來遲，傍晚五六點才開始看診，看完診差不多十一二點了。白天張老師還在中醫藥委員會上班擔任主任秘書，下班之後才來看診。小小擁擠的診間，我在那裡開始了我的經方探尋之旅。我認真地跟診張步桃老師，大約兩三年，一九九八年我開業之後，門診上遇到難解問題依然請教張老師。

在和張老師學習的那段日子，我看到了張老師怎麼使用經方，也看到了老師的限制。張步桃老師說他在門診從來不用大黃，可是據我觀察門診需要大黃的病人很多。並不是張步桃老師不開大黃，而是他在門診從來不用，如果去醫院會診之時，病情嚴重的病人他也會開己椒藶黃丸。張老師說開給小朋友的藥只以甘藥，可我在門診看到的小孩子大部分不能開甜的藥，現在小朋友都是糖分攝取過多，導致濕氣太重，所以我開辛藥為主。

早期和張老師學習的學長曾經提及，有一陣子老師勤於研讀日本古方派相關書籍。日本古方派創立者吉益東洞，遵古方（即張仲景之方），卻捨棄陰陽五行、主客運氣，不管性味歸經、君臣佐使，只強調每一症，每一藥，都有所對應。日本經方家教大家如何用機械化的方法使用經方，張老師也在這樣的過程中掌握了經方的使用方法，當然也影響了我，也影響了他大部分的學生。

再舉個極端的例子，某一次跟診，只聽到病人說他都不喜歡看到光，老師就開「桂附地黃丸」，我完全看不懂老師為什麼開這個方。張老師利用休診時間只回答我四個字「陽光不治」。至此，我才理解老師是怎麼思考經方的。

「陽光不治」表示陰氣不足怕見光，是《內經》提到的一個很重要的概念，因而要用附子來消陰翳。張老師簡要的回答等於是在傳心法，然而若以科學的角度來看，答案的完整性略有不足。在漢醫經典中「陽光不治」有很多種治法，不一定是桂附地黃丸，也可能是四逆湯。

張老師後來在私塾授課，清代鄒澍的《本經疏證》成為他教學的核心。《本經疏證》成書於清道光丁酉年（1837），一共記載了一百七十三味藥。《本經疏證》把《神農本草經》所記載的藥，以《傷寒論》篩選後，再按症狀將藥分類。張老師最後從這本書中掌握到用藥的關鍵，他善用單味藥來治療特定的疾病，如同西醫用藥來治療特定的疾病。

從張步桃老師的身上，讓我體會到中西醫可以如何結合。張仲景的經方教導我們掌握大循環的規律，也就是六經辨證，辨別十二條經絡的氣血虛實，這是屬於大系統。若是局部要有作用，例如帕金森症，由於是中腦黑質的多巴胺（Dopamine）細胞不明原因退化死亡，藥得作用到中腦黑質才有效，這就是西醫在做的事。

想打好一場橄欖球賽或足球賽，中鋒、前鋒、後衛皆要能各司其職；經方家在做的事，如同中鋒與後衛把球控好。想一腳達陣，必須要有很強的前鋒，西醫一直在研發很強的藥物正如前鋒，所以有治療癌症的標靶藥物、治感染的抗生素、補充 B_{12} 來治療惡性貧血。

西方醫學把病研究到極致就像格物致知，然後找出一個最關鍵的藥，再把這藥單純化、純粹化、物質化，這就是西藥的藥理邏輯。

有趣的是許多西醫關鍵藥物如麻黃素、青蒿素都是從中草藥提煉出來的，包括克流感也是從八角提煉出來的，這是中西醫結合的關鍵，也是中西醫最大不同的地方。

跟診張步桃老師時，我也正在王唯工老師的指導之下，進行脈診科學化的臨床病理分析。那時從脈診儀的分析看到感冒的病患，無論症狀多麼的輕微，甚至隱而未發，都會在第四諧波肺經或第七諧波膀胱經出現氣分偏亢的現象，這正是邪氣盛則實的具體表現。有時脈象的出現會比打噴嚏、流鼻水、項強或發燒的症狀早一到兩天（脈乃氣血先見），這不但有助於醫師提早幫助病患預防病毒感染的進行與惡化，更讓我聯想起《傷寒雜病論》中的病理架構，原來這正是醫聖所謂的「太陽病」[5]。

從此之後，我就一股腦兒的栽進脈診儀與經方體系聯繫與整合的研究之中，或者更像利用脈診儀對散佚的《傷寒雜病論》進行現代化的考古與全貌重建。

沒有醫師執照的一代經方大師：張國養醫師

國醫大師唐由之[6]的弟子劉成源院長，曾經詢問我「你們台灣有什麼名醫？你怎麼學的？」那時候我已經上過了張步桃老師以及張國養老師的課，而且也跟診過張國養老師，當下我一點也沒遲疑，非常自然地回答「其實張仲景的傳人在台灣」。

張國養老師一輩子沒有醫師執照，醫術又太好，於是展開了「悲慘」的一生。幼年時他和父親來台旅行，後來因戰亂滯留，盤纏用盡，父子只好相繼以家傳的醫術懸壺濟世。由於沒有執照可能會遭檢舉取締，於是趁衛生局上班時間還未到時看診。從早上四五點開始看診到八點，病人太多則延長至九點，九點之前結束，他的病人一診通常就有好幾百人。

張國養老師幾乎都是把完脈就馬上開藥，他把脈非常精準，幾乎是反射動作，當下是什麼脈象，便把藥開出來，都是單一經方（少數有時方），然後對病人產生療效。我上過他幾次課，跟診過一次，也徹徹底底讀過他傷寒和金匱的講義，他當然有盲點，然而對我來說，他已經是當代醫家裡面最接近張仲景的一個人。他對經方的體會，海內外無人能及。

張國養老師雖然受限於醫師執照的問題，然而他在教學上依然竭盡心力。我曾邀請他來演講，由於他覺得自己是「密醫」[7]，都是請他的學生來演講。以他對經方研究所下的苦功，若是在中國早就是「名老中醫」，根本不需要考照，政府就當發給他一張執照，然後請博士班學生去跟診學習，撰寫論文，記錄他的經驗，傳承下來。在這裡卻變成學生必須跑到台中新社山上偷偷跟他學習，相關單位從來沒有關切這個現象，除了取締，這對中醫高等教育或是對病人來說都非常可惜的。

神乎其技的吳義發醫師

淡水吳義發醫師也是如此，他也是沒有醫師執照，但把脈幾分鐘後，竟然可以將癌症患者腫瘤的部位與大小，清楚地描述並繪於紙上，若非親眼所見還真不敢置信。曾經期待和吳義發老師學習，他允許我跟診一次，後來由於吳老師的私人原因，無法再收學生，對中醫的傳承來說，實在是一件非常遺憾的事。

宮廷派醫師：張正懋醫師

台灣還有一派中醫師我且稱之為「宮廷派」，宮廷派醫師最典型的代表便是張正懋醫師。一九九五年我也去跟他學習，張醫師感慨地對我說以前他的診所門庭若市，現在早上的診可能不到十個人。過往他十個病人可治好七、八位，等到名聲越大，十個病人可能看不好兩三位，為什麼？因為之前病人太多，到最後願意留下來候診的病人，都是重症病人，治癒率就不是那麼好。病情輕的病人不耐久候，便不再來看診，張老師覺得這就是從門庭若市到門可羅雀的最大原因。

張正懋老師開的方看不到「瀉」藥。一定是人參、地黃、山藥、黃耆等高貴藥材，這是宮廷派醫師的特色，藥方不複雜，卻多為「補」藥。來看病的人都很安心，覺得吃這些藥可以延年益壽。他一直是蔣家的御醫，診所從來不缺高貴藥材，可見政商關係有多好。療效如何？有一定的療效。能不能治病？這是見仁見智的問題。過去虛證的病人很多，用這種補法很有效。

中醫高等教育傳承：馬光亞老師

張正懋老師這一宮廷系統的中醫師，又和馬光亞老師溫病學派不太一樣。修養齋、馬光亞、張正懋三位中醫師，分別在推廣中醫教育與醫療行政造成不同面向的影響。修養齋是這幾位醫生當中輩份最高，醫術最為精妙，然而戰亂時期與死神擦肩而過的創傷，深深烙印，一直想著移民。中國醫藥學院成立之初，延聘華人界的名醫為教授，修養齋也在邀請之列，然而他婉拒邀請，覺得舟車勞頓。晚年時他覺得有些可惜，六十、七十年代修養齋名氣非常大，學生很多，可是後來學院派的中醫師都不是出自他的門下。馬光亞老師則完成了這個角色，投入中醫高等教育體系，作育英才。張正懋醫師則是在政府行政上扮演了重要角色，他擔任過考試院中醫師特考典試委員、衛生署中醫藥委員會主委。

二、經方家與御醫

經方家幾乎從來不進到宮廷，為皇家服務，某種程度來說經方家是為廣大民眾服務的，他們用的藥材是最便宜，也最常見的。藥方非常簡單，療效也快，甚至用毒藥、瀉藥皆無禁忌。歷代皇家太醫院絕對不會開大黃、附子等瀉（毒）藥，絕對是鹿茸、人參、阿膠等補藥。瀉藥若出現在方子裡，豈不嚇死皇家貴冑，然而鹿茸、人參、阿膠在經方裡面只是配角。

經方最重要的藥不管是治太陽病的桂枝、麻黃，陽明病的大黃、芒硝，少陽病的柴胡、黃芩，太陰病的厚朴、白朮、茯苓，少陰病的附子、乾薑，厥陰病的當歸、細辛，這些藥跟宮廷派的交集很少，尤其是大黃、麻黃、細辛等藥太醫院絕對是不敢用的，由於用藥的方式差異極大，這也是歷代經方家不會進到宮廷擔任御醫的原因，一定受到同儕排擠。

清代最有名的經方家黃元御，他就是受到排擠。乾隆十五年四月（1750），黃元御北遊至京，正好乾隆怪病，眾御醫束手無策，經舉薦，黃元御入宮視疾，藥到病除。乾隆帝親書「妙悟岐黃」，褒獎其醫術，黃元御開始了御醫生涯。

黃元御幾乎沒有留下在北京生活的敘述，以我的解讀他一定受到排擠，太醫院對於皇親貴冑的醫治，每每是由四位御醫把脈後，再商議表決，哪一種治療方式同意者多，便用哪一種藥。黃元御的看法在每一次討論表決絕對是輸的，以他的經方功力，其它太醫完全不能體會，雖然屢獲重用，人生最後八年，在行醫與著述[8]積勞成疾，溘然長逝。

我相信黃元御一定悟出仲景心法，他研究易經數十年，過世前一年撰寫《周易懸象》，將周易經文重新編排，結合經方醫理，並詳加註解。整個經方的傳承和《易經》是完完全全相關的，這在我們後來的科學研究中得到證實。

我想太醫院太醫並非不能領略這一體系，而是政治因素使然，由此影響整個中國的知識分子跟醫學家，想要在宮廷生存，除了醫道，自然也要懂得為官之道。經方家通常沒辦法適應，他們所追尋的常常比較接近於真實的真理或者醫道，專研醫道已極耗費心神，哪有力氣應對官場文化呢？

三、歷代醫家困惑的源頭——《傷寒論》戰亂散佚

在張步桃老師的啟發下，我才明白傷寒經方不是只能用在北方寒冷的地方，在台灣夏天也可以使用。也多虧張步桃老師我才把如同無字天書般的脈診儀，看出與經方的關係。

張步桃老師在他開的藥方裡面，第一個一定是經方，第二個就是時方（宋、元朝以後出現的方），然後再加三到五味藥，通常是三味藥。細看藥方比重，單味藥的比重都比前面經方、時方來得要高，在張老師的門診裡患者的療效不是來自經方的作用，反而是單味藥。補時方的做法也並非張老師所獨創，北京中醫藥大學劉渡舟教授開方也是如此。劉教授開的方也是先開一個經方，再開時方，然後再開單味藥。

從張國養老師那邊我學習到，原來經方可以使用得那麼簡練。後來才知道上海包氏醫宗包識生與包天白醫師，他們使用經方已經不敢

隨意加減，一定尊經，絕對不會在經方的組合之外，隨便添加藥物破壞結構。他們將《傷寒雜病論》視作是一完整、有系統的指引，他們體會到張仲景在做如同《易經》一樣的事，將萬事萬物歸納成三八四種條件。岐伯黃帝以來以如此之法認識世界，以簡馭繁，如同統計學，把座標縮減下來，因而可以處理複雜的狀況。

那麼為什麼張步桃老師和劉渡舟教授兩位經方家會如此開方？和張國養老師只開單一經方不同？我隱約知道緣由，處方源頭的不確定是最大的原因，千年來漢醫發展傳承的歷史從此展開。

三國戰亂原書散佚，已失傳承

張仲景成書後，三國時期動亂頻繁，原書散佚，於是歷代朝廷或醫家掇英拾翠，力求恢復原貌。西晉太醫王叔和蒐集整理，編纂而成《傷寒論》，接下來政權世家大族避亂南遷，許多醫家亦遷至江南。後來唐代名醫孫思邈在《備急千金要方》（成書於652年）時，感慨

「江南諸師秘仲景要方而不傳」，努力蒐集仲景諸方，等到晚年成書《千金翼方》。

我們從孫思邈在《千金翼方》中更改了張仲景書的體例，便知道他不懂經方。張仲景《傷寒雜病論》的體例是「每一方劑條文標示一組藥理矩陣，並對應一組可以以脈理呈現的病理矩陣」[9]。《千金翼方》的體例則是以療效來區方，譬如說治療痔瘡的方，他羅列十幾條痔瘡方，他認為這些對痔瘡有幫助，他便都收錄。孫思邈忽略了張仲景「方」的意思，「方」對張仲景來說有方位之意，因而有青龍（東）、白虎（西）、真武（北）、瀉心（南），他已經標示出東西南北的觀念，用空間座標來定位病理與藥性。

唐末戰亂，《傷寒雜病論》再度面目全非

唐朝之後社會再度經歷一次大動盪，從五代十國到了宋朝。北宋仁宗時發現《金匱玉函要略方》三卷蠹簡，上卷為傷寒，中卷論雜病，

下卷載其方，英宗年間校正醫書局編纂《傷寒論》通行本，又稱「宋本」或「治平本」。將《金匱玉函要略方》中卷雜病獨立出來，編成《金匱要略》一書。

到了南宋，經由政府編纂的《和劑局方》、《太平聖惠方》與《聖劑總錄》，除了延續上述疾病大全與對應方劑的僵硬結構外；許多方劑為了民間使用方便，更將經方中關鍵的主藥更動替代。譬如，將理中湯的君藥乾薑換成茯苓而成四君子湯；將芎歸膠艾湯之內的阿膠、艾葉去除而成四物湯；腎氣丸去除桂枝、附子成了六味地黃丸。這樣的改動雖然緩和了方劑的作用，避免診斷不精確之下造成嚴重而立即的不良反應，卻也失去了經方迎刃而解的精確療效。

歷代醫家補其不足

即使由朝廷動員編纂，《傷寒論》仍然有不齊之處，於是後世醫家紛紛窮自身之力，補其中不足。少了〈太陰病〉與〈霍亂病篇〉，就出現金元醫家李東垣的《脾胃論》。少了〈溫病篇〉，就出現明代吳又可的《溫疫論》，清代葉天士的《溫熱論》，吳鞠通的《溫病條辨》。《桂林古本》提到溫病的發展完全與《內經》符合的，以很少的條文，完成了整本《溫病條辨》要達到的目標，這部分的臨床實證我們已能證實。

至清代乾隆時，由太醫院右判吳謙主持編撰《醫宗金鑑》，以宋本為主，參考了二十餘家的註疏，將宋本條文矛盾不一致處一一刪除，並加以修正後頒行全國，這是目前最通行的標準版本，又稱醫宗金鑑版。

過去對漢醫學如此嚴峻的百年間，幸而仍有黃竹齋中醫師在一九三四年抄寫《傷寒雜病論桂林古本》（白雲閣藏本）讓醫聖絕學繼續傳承。也才能於承平之時，由科學家研究出隱藏漢醫其中的「科學」密碼。

註釋

1. 明代著名的醫學大師李時珍，依據前人資料編撰《瀕湖脈學》，在序言中大叱宋以來的脈訣以來提及「宋有俗子，杜撰脈訣，鄙陋訛謬，醫學習誦，以為權輿，逮臻頒白，脈理竟昧。戴同父常刊其誤，先考月池翁著《四診發明》八卷，皆精詣奧室，淺學未能窺造珍，因撮粹擷華僭撰此書，以便習讀，為脈指南。世之醫病兩家，咸以脈為首務。不知脈乃四診之末，謂之巧者爾。上士欲會其全，非備四診不可。」其中有二十七脈，十年後（1575年）李梴（健齋）撰《診家正眼》增「疾脈」，為現在所熟知的二十八脈。

2. 即修養齋，台灣第一位領有執照的中醫師。修養齋堪稱二十世紀醫界一代宗師。原籍河北，父親修圯在清末曾為第一任駐俄大使，與張作霖熟識。師從王錫紱老師，學習《內經》、《難經》、《傷寒論》等經典，後成為清代御醫苑春英之徒康茲賡（為遜清端康太妃之曾孫）的入門弟子，開始學習針灸。移居台灣之後，在台北新成昌藥行駐店行醫，名振一時，于右任等名人都曾登門求醫。他針灸的特點是重視取穴與補瀉，強調得氣與引導氣的走向，又被稱為飛經走氣派。著有《修氏針灸全書》，弟子有鍾永祥等人。

3. 我在信中請教黃美涓醫師三個問題——
⑴十六種手法的補瀉與男女左右上下午陰陽經的規則是否真實並且缺一不可？
⑵雷射針灸於穴位上循經感傳的條件？（共振頻率、時間與能量大小）

⑶針灸天盤上的天地雷風山澤水火如何對應到臨床的病理？

黃美涓醫師回覆如下：

⑴針灸經絡其實由命名的順序就可以知道，陰經是由身體往肢體末端流動，而陽經是由肢末流回身體。故順經是陰經動針方向由身體針轉往外而下行為順經（補）；由肢體內轉往上變成逆（瀉）。陽經則是針由指（趾）往內轉往上行是順經（補），由身體往外而下則是逆經（瀉）。所以，針感往上、下行及補瀉應該不用強記。大拇指往前、後、左右、男女、單雙日、上下午……，其實許多複雜的方式並沒有 evidence based 驗證，只有讓人模糊難記又不知道如何應用。當年修老師也沒有反駁我。

⑵如果將經絡按上下順序超過三個去接力，應該可以照樣達補瀉，尤其選用震盪頻率按 Nogier 的 A（急性）、B（慢性）…達到各種要的功能。也可用 Bahr 的 VAS（vascular autonomic signal），Reininger 的特色治療…。

⑶針灸那些燒山火、透天涼…現在有更方便的藥物及環境控制，不需萬病一針醫，不是一定很必需。除非要以保留中華針灸手法為己任。

4. 張步桃醫師（1942-2012），祖籍廣東饒平，先居住於花蓮，後遷居苗栗大湖。父親為中醫師，幼時常隨父上山採藥，父親診斷時，常在一旁侍診。一九五九年畢業於大湖農工蠶絲科。一九七九年，張步桃通過中醫師特考，取得中醫師資格後，開始行醫。一九九七年創立榮星中醫診所。張步桃看診以《傷寒論》為本，在看診之餘，致力於推廣中醫藥，曾寫作多本書籍以推廣，代表作有《張步桃治百病第一輯》、《張步桃解讀傷寒論藥物篇》、《張步桃解讀傷寒論方劑篇》等。曾任衛生署中醫藥委員會執行秘書、林口長庚醫院兼任主治醫師、考選部中醫師特考典試委員、中國醫藥學院兼任教授等職務；中國醫藥研究發展基金會常務董事、中醫師特考筆試及格人員訓練班講師、中醫師全國聯合會顧問、榮星中醫診所負責人（以上文字摘自維基百科）。

5. 太陽之為病，脈浮，頭項強痛而惡寒。太陽病，發熱，汗出，惡風，脈緩者，名為中風。太陽病，或已發熱，或未發熱，必惡寒，體痛，嘔逆，脈陰陽俱緊者，名曰傷寒。（見《傷寒雜病論》）

6. 唐由之（1926-）中醫眼科學家。中國中醫科學院眼科醫院名譽院長，主任醫師、教授、研究員，博士生導師。在繼承和發揚中醫眼科金針撥障術和睫狀體平部的手術切口研究方面成就突出，發明瞭白內障針撥套出術，為全國老中醫藥專家學術經驗繼承工作指導老師、首都國醫名師、國醫大師。（摘自百度百科）

7. 由於台灣政府並沒有特殊的機構或法規，尊重以前私塾制的傳統中醫師，導致這一類型的中醫師只好成為密醫，以奇特的行醫生涯展開濟世救人的工作。像張國養醫師、吳義發醫師等。

8. 黃元御在太醫院八年期間，著作豐碩。乾隆十八年（1753年）著有《四聖心源》十卷、《金匱懸解》二十二卷、《長沙藥解》四卷，乾隆十九年（1754年）著有《傷寒說意》十一卷，《素靈微蘊》四卷、《玉楸藥解》四卷。乾隆二十一年（1757），往生前一年著有《道德經解》、《周易懸象》。

9. 見《上池之水》（郭育誠著，當代漢醫苑）p.257。

—漢醫苑診療室—長期虛弱怪病無法出門，直指病根治療—

韋如

初次看診郭醫師直接告知我，病根在於子宮寒氣太重，脈象太亂。一個人體內竟然呈現多種脈象，真的是很嚴重不可以再拖延。

我心裡很感動終於有個醫生懂我的痛苦，他感受到的正是我的情況。過往看診中醫的經驗，大多給些養脾胃或治傷風的藥。總是服了藥後沒有特別的改善，依然虛弱無法出門。

初次服藥後，子宮虛寒症狀在藥物推動下，病氣發出，重墜到只能再次臥床休養。好轉反應令身體極度不適，我還是咬著牙撐過去。一年下來的調理，虛寒沒有胃口的體質，也有了顯著改善。這次就診經驗和以往完全不一樣，郭醫師絕不是頭痛醫頭、腳痛醫腳。他直指病根，重新調整失衡脈象。病灶無所遁形，然而更需要病人信任與耐心配合。

常常在診間，聽到初來看診的病人問醫師很多問題，大多是不解服藥後身體變化的好轉反應，總期待症狀馬上消失。我覺得病弱的人更要為自己的健康負起責任，好轉過程需要耐心觀察身體、讓症狀發完，排出多年濕寒。這不是一帖藥可以完成，需要持之以恆的改善飲食和生活習慣。

謝謝郭醫師給我這機會寫出自己的感受。也祝福每位讀者，都能從書中得到正確的知識，理解郭醫師在中醫裡參悟到的奧妙和大智慧。

—醫師按—

還記得韋如第一次來看診，是在夏天。全身包得密不透風，像把棉被穿在身上，臉色晦暗，手足冰冷，韋如的身體狀況是西醫無法理解的。寒氣不只在十二經絡，已經進到奇經八脈，所以脈象中第二諧波才會異常偏亢。

頭痛多年無解，脈診儀精確診治改善

張立人

十多年前開始接觸中醫。長年來困擾我的頭痛，看遍各大醫院，依然無解，朋友建議何不試試中醫，帶著不太信任的心情看了中醫。當天晚上吃下第一包藥，早上起床，流下感動的眼淚。頭痛減輕很多，這是吃西藥從未有的感覺，從此，中醫成為我生命中的主要醫療選項。

之後幾年，只要身體不適，便直接求診中醫。看的中醫診所越來越多，心中的疑惑也越來越大。逐漸發現吃下醫生開的中藥，對於症狀改善時好時壞，有時甚至越吃越不舒服。到底是哪個地方出問題，於是有一段時間我不再看中醫。這樣的疑惑一直留在心中懸而未解。

隨著工作繁忙，頭痛的問題不得不讓我再次尋訪中醫。經朋友介紹，得知郭醫師以脈診儀看診。半信半疑，來到診間，經過脈診量測與診斷，我又再次眼泛淚光，症狀改善比之前更好。可是先前的看診經驗，讓我覺得醫生或許只是湊巧開對藥，要不然就是這脈診儀數據，真的幫助到診斷。接下來我多次進出診所驗證，在每次不同症狀的治療中，改善程度都很好，才讓我重拾對中醫的信任。

除了感謝郭醫師之外，您所建立的脈診醫療模式，個人認為將是打開中醫通往未來的重要鑰匙。除了醫術之外，搭配脈診儀的科學數據做出診斷，大大提升中醫醫療品質。希望這樣的診療方式可以逐步擴大，造福更多民眾。

—醫師按—

病人不希望醫師看病是用猜測的，特別是在緊要關頭，容不下絲毫偏差，也因此中醫科學化研究以及發展客觀工具，不管對病人和醫師來說，都是有極大助益的。

第4章——《桂林古本》——二千年前漢醫學智能系統

每逢流感肆掠的季節，病人常會問我需不需要打流感疫苗，我會說你們讓我照顧，可以不用打疫苗，可是其他人得施打。為什麼呢？因為通常你們感冒還沒發作，我就先幫你們處理好了。一般人很難理解，為什麼可以事先處理好，要說明清楚確實很不容易。

簡單來說，《桂林古本》裡面有一百一十三個傷寒方，事實上就是告訴我們感冒至少要分一百一十三種。臨床最難的部分便在這裡，為什麼我擅長處理感冒？並且樂在其中，因為我已經完全掌握了這些變化。

治病的時候，我掌握了你的病證當下如何，然後我也清楚明白開方之後，未來你的病證可能會往哪裡跑，我又該部署何種藥等著。有時候病人看完病之後，去櫃檯等待取藥，忽又匆匆跑來對我說，剛剛忘了提起什麼症狀，我常常會跟他說，「我知道，藥已經加了」。這是漢醫苑診間的日常。也是我運用脈診儀展開與經方體系聯繫與整合的研究室，也是對散佚的《傷寒雜病論》現代化的考古現場，重建經典並確信《桂林古本》為真的實驗室。

《桂林古本》為東漢張仲景所著《傷寒雜病論》第十二稿傳世抄本，歷年來未見於世。直到清朝末年，張仲景六十四世孫張紹祖，傳書其徒桂林左盛德，左盛德再傳其徒羅哲初。一九三四年羅哲初借予黃竹齋抄寫成《白雲閣藏本》（略稱《白雲閣本》），一九三九年由張伯英資助印製才得以流通。

賴鵬舉醫師是台灣《桂林古本》最早的研究者與推廣者，賴醫師提倡以西醫方法及儀器檢驗，再以中醫思考診斷治療。賴鵬舉醫師於一九八三年成立「整合醫學研究室」，出版《整合醫學導論》，發行《整合醫學雜誌》。定期舉辦讀書會與研討會，邀集各方研究者，對《桂林古本》進行深入討論與探索，並參考廣西人民出版社一九八〇年版本，嚴謹校正《桂林古本》，一九八六年發行《桂林古本》繁體字版。

一九九三年大學六年級時，初次驚鴻一瞥整合醫學研究室發行之《桂林古本》，當時中醫學歷尚淺，並錯聽學長說是偽本失之交臂。一九九八年學弟王基宗醫師以《桂林古本》問惑於我，方才仔細研讀，手不離冊三天之後，我告訴學弟此應為真本。

張步桃老師了解經方的神奇，開始提高經方的位置，但他也沒有使用《桂林古本》，大部分醫師受限於科學工具的限制，無法看到經方有如傅立葉分析的位置，可以成為未來新一波醫療科學的基礎。

在我們運用脈診儀與經方相互驗證的研究中，發現張仲景看到世間所有的現象，和《內經》、脈診儀看到的所有現象，都是物理層次的病，或者說是波上面的病，在過去尚未有充足的數學工具出現時，是無法理解漢醫在波（頻率）這一層面看到的病理。對照西方醫學看到的是實際的物質（波已經變成粒子），然後以化學層次顯示出來，西醫反而是比較好理解的。

一、醫聖張仲景的企圖

想看得懂一千七百年前醫聖為我們揭示的漢醫學奧秘，得先認識二百五十年前的法國數學家傅立葉[1]（Jean Baptiste Joseph Fourier, 1768-1830）。

傅立葉所推導的「傅立葉級數」，與他後續擴展的「傅立葉轉換」，開啟了二十世紀新科技的基礎與發展。化繁為簡，從聲學、光學、電學、統計學、密碼學，到天文、氣象、通訊、金融……等等，幾乎你所有想得到的領域都能派上用場。

一八〇七年，三十九歲的傅立葉向巴黎科學院呈交他的論文，推導出著名的熱傳導方程式，並在解方程式時發現解析函數可由三角函數構成的級數形式表示。他的論文審查委員由拉格朗日（Lagrange）、拉普拉斯（Laplace）、蒙日（Monge）等知名數學家組成，傅立葉的論文儘管受到重視，然而當時的數學理論進展還無法完全證明傅立葉級數理論的嚴格性，因此他的老師拉格朗日與拉普拉斯一直持保留態度，造成他的論文不能發表。直到經由年輕一輩傑出數學家的努力，如帕松（Poisson, 1781-1840）柯西（Cauchy, 1789-1857），狄利克雷（Dirichlet, 1805-1859），傅立葉的研究才重見天日。

傅立葉的研究領先時代一百多年，時至二十世紀傅立葉級數與傅立葉轉換，撐起了當今數位科技。傅立葉研究如斯重要，當時的數學大師都還會懷疑它是真是假。更何況他挑戰了人類的慣性，眼見為憑的物質主義，如同在十六世紀時，你若說地球是圓的，百分之九十九點九，沒有人會相信。傅立葉研究所撼動的是從粒子圖像到波動圖像的典範，傅立葉分析簡單的來說，就是在時間領域看見的一件事，便能夠在頻率領域找到它的對應。在陽間看到的事情，在陰間也可以看到，同樣地陰間的事情在陽間也能對應出來。

張仲景做了什麼事呢？「如同」西方之傅立葉級數，「如同」東方之《易經》。他看到一個脈象，對應到一個病證，然後對應到一個方，藥方由礦物、植物、有情血肉之軀構成，也就是說萬事萬物都可以對應到我們說的病證與脈象。如此三重的對應，和傅立葉做的時間與空間的兩重對應，幾乎是異曲同工之妙。可別忘了張仲景是一千七百年前的人，傅立葉是兩百年前的人，而今我們有科學工具如脈診儀輔助，以及運用傅立葉分析，發現漢醫的秘密。然而，我們願意相信嗎？

二、驗證《桂林古本》的完美體系

如何來了解張仲景的企圖與進展，最容易理解的方法就是張仲景「用藥理講病理」，這是王唯工教授教我的心法。我之所以說《桂林古本》是真，是因為大部分的藥方臨床上我都用過，尤其是那些在《桂林古本》才出現的方。特別是像鱉甲煎丸或者大黃蟄蟲丸，用過之後就能明白，張仲景處方基本的邏輯是多麼嚴謹，才會有那麼高的療效。

此外，我們已經有一個客觀的科學工具脈診儀可以供我們明確檢視，當我們設定了基本條件，使用書中方劑治療病人，病人是否呈現客觀的改善。不只是症狀改善或者是其它西方醫學條件下的改善，脈診儀本身也能建立起一個評估驗證的系統。將脈診儀運用臨床，對於整本《傷寒雜病論》在藥、方、脈的理解，是我們能夠評斷《桂林古本》是真是假，最為關鍵的條件。

另一個理解的切入點則是《易經》。張仲景繼承東方《易經》的智慧系統，他的《傷寒雜病論》將數十萬的臨床案例，以《內經》結合《易經》的系統呈現，於是各種病證都可以在這一系統中，找到治療的思路與對應的藥方。

以藥理講病理

我們一直認為病理本身很複雜，無窮無盡，於是透過不斷地研究想歸納出疾病現象，希望接近病理的實況。然而，疾病現象從某種程度來說，是我們對於現實世界可以理解感知的狀況，在電機工程學中稱它們是時間領域的現象。有時候時間領域的現象，由於訊號本身的周期比較長，因而分辨不出此時訊號進展到什麼樣的狀態，但是當我們將訊號轉換到頻率領域時，便能非常清楚地看到完全不同的現象。在頻率領域的現象，以症狀來分辨很困難的，若是以藥理來看就很容易顯示出頻率領域的現象，也就是從藥理裡面很容易做到「歸經」的部分，以症狀來做反而沒有辦法那麼清楚。

以便秘為例，光從患者主訴症狀來看可能都很像。然而便秘的發生，可能有之前種種因素的累積，比如病人有肝火比較大的體質，於是很容易燥氣過剩。或者也有可能外感侵入，腸胃功能受到影響等因素。西醫處理便秘的症狀，只分三級，也只有三種藥，一種是促進腸胃蠕動的藥，所謂的緩瀉劑。第二種就是急性很強的瀉劑，第三種是最強的瀉劑。中醫處理便秘，光是大黃就有二十幾種變化，在不同的經絡而有不同的作用，甚至若伴隨外感，大黃便桂枝併用，也有很多不同的配伍方法。

張仲景就是透過藥物來告訴我們，如何藉由方劑以及用藥的方法解決病證，更重要是用方劑來歸納病證所發生的條件。這些發生條件在整本《傷寒雜病論》裡面，尤其《桂林古本》，我們看到是完全一致的。在《桂林古本》中多出來的方，裡面藥物的作用，絕對不會發生矛盾的現象。甚至你透過《桂林古本》可以排除掉很多在宋本《金匱要略》中有疑問的方。

譬如宋本《金匱要略》中薯蕷丸、大續命湯、小續命湯，這些在《桂林古本》看不到的方，大部分都是錯的。有一些人會說也許是《桂林古本》沒有節錄到，這時候你可以反過來看，比如說鱉甲煎丸，《桂林古本》用了七味藥，宋本《金匱要略》鱉甲煎丸則用了二十三味藥，宋本的方肯定是錯誤的。

我們可以肯定的判斷，是由於經方的關鍵在於平衡十二經絡氣血虛實，因此經方的組成必然是精簡且環環相扣，才能避免不同藥物在同一經絡上的相互干擾，進而能形塑成整體氣血分配的大環境。以最單純的針刺配穴來執行治療，十二針即已布滿全部經絡，再多下一針就必須考慮對整體的影響是否畫蛇添足。

同樣的道理，大部分藥物的作用都涵蓋數條經絡，十二味經方的藥物大致也已滿位，十二經十五絡都能牽動。所以經方中最複雜的烏梅丸與大黃蟄蟲丸，都是十二味藥物組合而成的丸劑而非湯劑，就是為了避免過多藥物一起熬煮產生化學變化，與蕪蔓龐雜的藥物配伍造成干擾。

又有人說烏梅丸是三個方合在一起，雖然烏梅丸看起來有三個方的影子，但絕不是把三個方湊在一起，剝絲抽繭之後，它仍是只有一個方。也就是說如果把三個師合在一起變成一個軍團，那麼他是把三個師打散互相調度，重新再組成一個新的軍團，這時已經不是三個師，而是一個軍團了。這樣的觀念一般的經方家很容易忽略，因為要能做到如此思考實在太難了。

宋本《金匱要略》很多方都是超過十二味藥的，更何況宋本藥方裡面的藥在藥理上就是互相打架。張仲景絕對不會把治療厥陰病的當歸跟治少陽病的柴胡放在一起，理論上如果柴胡和當歸可以放在一起，張仲景應該會把它們放在一起，然而他就是沒有這樣放，也就是這兩個藥不能出現在同一個方裡面，理解了張仲景的體系，便可以排除掉很多有疑問的方。

二十多年來以脈診儀臨床驗證《桂林古本》

從《桂林古本》書中計算出來，治療感冒光是使用到桂枝的方，便有八十一種，也就是說若是一位漢醫想治療感冒，從太陽病到厥陰病，他得要懂得桂枝的八十一種變化。若是沒有現代科技的輔助，要計算至如此精確是很耗費時間，也容易出錯。二十多年來與脈診儀共處，驗證《桂林古本》於臨床的歲月，體會到醫聖建構體系的苦心造詣，讓療效可以預測、可以評估。現在我不再是一位困惑的經方家，我開的方通常很簡單，比對分析脈診儀量測出來的資訊，張仲景說開什麼方，我就開什麼方。幾乎都是單方，加減不會超過三味藥。

❶ 不間斷累積臨床病例

剛開始使用脈診儀看診時（同時輔以把脈），常常看完門診晚上回家便睡不著覺，腦中一直思索著看不懂的病例。對我來說治好病是應該的，所以我從不記得治好什麼病，只記得看不好的病人。隨身攜帶《桂林古本》，一有空便翻閱。看不懂的病例，便問自己，如果是張仲景，他會怎麼做，這本小書都被我翻爛了。

為了以脈診儀驗證《桂林古本》，每周只敢休診一天，就怕萬一沒看到，錯過一個病例，一周少一天就少掉好多病例。從開始看診以來，每個月大約看一千個病人，一年看了一萬二千至一萬五千人次，到現在二十多年，累積二十五萬至三十萬筆脈案。這些脈案讓我一步一腳印，漸漸讀懂《傷寒雜病論》的企圖。在《上池之水》書中提到某年台北冬天天氣異常寒冷，驟變的天氣肆虐之下，出現了許多三陰病的臨床案例，幫助太陰病、少陰病、厥陰病脈診病理客觀特徵的確立。這些病例原本偶發出現在春夏兩季門診，由於病例不夠多，無法下定論。這樣的事實，也間接確認《傷寒雜病論》並非只限於北方與寒冷的環境，在濕熱的台灣也一併適用。

二〇一七年我則弄懂了「瘧病」[2]，《內經》說「夏傷於濕，秋必病瘧」，我常想著奇怪哪有那麼多瘧病？瘧病超過一個月必有瘧母，宜鱉甲煎丸。結果丁酉雞年歲運「少陽司天，陽明在泉」[3]，到了秋天都是瘧病。瘧病是什麼？《內經》或是張仲景的定義就是身體感覺忽冷忽熱，後來我們把得了瘧疾稱之為「瘧病」，事實上瘧疾只是瘧病的一種。瘧病多不多呢？幾乎連瘧母（使用鱉甲煎丸）的病人都那麼多了，更何況其他得少陽病使用柴胡劑的病人，在這個時候都是「瘧病」。

❷脈診儀幫助確認統計意義

以前沒有工具時，當病例不夠多，我便注意不到。有了脈診儀的好處是，當一兩天或是兩三天內出現十個病例，你會開始留意，到了三十幾個病例，就產生統計學的意義。對於一位醫生來說，不能看太少病人，若是想得到有意義的N值，短期間內是很難累積到具統計意義，超過百分之三左右以上的變化，才可以看得到，更明顯的變化是百分之五，如果數量沒有一百個人，沒有到五個的差別一般就看不到，這就是科學方法。我相信張仲景看過得病人應該比我更多。在這漫長的過程中，除了感謝病家，更加感佩醫聖的曠世奇才，將上天好生之德，落實在尋常人間。想看得懂一個病，也得依隨天干地支五運六氣，歷經時間淘洗。

❸ 治療效果有指標可以預估

當病人對我說他吃了我的藥以後如何不舒服，我通常會再確認一下我開的藥造成什麼樣的反應，若發現不是由藥效造成的，便表示病人一定有什麼事情沒有如實交代。由於使用脈診儀對應出客觀實證的病理，因此我們另有一個指標，用來衡量治療後是收斂還是發散，病情有沒有改善。

在我的診所，看診的過程很像科學家在尋找答案。如果是我這邊犯錯，例如有時候工作人員是不是沒配好藥等，我們一定用行政方法嚴格要求，我們也很像解數學題目一般，只要病人發生任何不適的反應，我們皆能很快的知道原因。通常只要病人願意配合，很容易找到原因在哪裡，十之八九通常都是沒有忌口。

傳承《易經》的東方智慧

千年來《傷寒雜病論》雖然斷簡殘篇，卻依然影響著中原地區、韓國、日本，甚至於東南亞地方都有漢醫醫家。這是漢醫體系最令人佩服的地方。《易經》如果剩下半本，我想大概沒有人卜卦會準。《傷寒雜病論》剩下了半本，竟然還可以處理一定的疾病，歷代還可以出那麼多位名醫，這就是張仲景構思這本書偉大的地方。

張仲景掌握《內經．素問》的微言大義，歸納出百病皆生於風寒暑濕燥火（六氣或六淫），從這裡下手即使後來中原戰亂遺失了半本，後輩還是可以從源頭來處理，甚至有人只會三個桂枝湯方，大小青龍湯，就像程咬金三十六式只記得三招半，依然可以處理一定的疾病。

雖然這只能當成笑話。

時至今日，我們有了脈診儀的協助，加上二十多年來累積足夠的臨床案例。已經能夠把整本《桂林古本》以人工智能系統模擬出來，這些用藥規則存在於《神農草本經》，嚴謹地體現在《桂林古本》。依據張仲景提出的脈象模型，每一個病證，當下只有一個方，不會有兩個方。

整本《傷寒雜病論》如同《易經》三八四爻，是一個完整演繹萬事萬物的系統。首尾相顧，環環相扣，是一個如環無端的系統。在計算機理論中稱為一個回歸或者是一個迴旋。在這體系中有起就有落，如同一個波，它一定有正的振幅，也有負的振幅，結構上一定是對稱的。

❶〈傷寒論〉與〈雜病〉不可分割

《傷寒雜病論》前半部〈傷寒論〉談外感，很像《易經》前三十卦與天地定位有關（從乾卦坤卦開始到坎離卦），也就是外因。後半部〈雜病〉的部分，就像下經三十四卦（從澤山咸卦開始到既濟未濟卦），加入了人的情感或人為因素，變得更加複雜。後人將《傷寒雜病論》拆成「傷寒論」跟「雜病論」，便是沒有看到《傷寒雜病論》本來就是一個不可分割的整體。

《傷寒雜病論》〈傷寒論〉中提及如何處理外感。外感就是所謂的「六經病」（太陽、陽明、少陽、太陰、少陰、厥陰），以六經的方法來處理。外感的急性期大部分的誘因都跟風寒暑濕燥火（六氣）有關，也就是外因。

外感沒有處理好，過了急性期之後，進入非急性期，在慢性發炎的過程中，轉變成「雜病」，張仲景以〈雜病論〉的方法來處理，也就是分五臟六腑的方法來處理。這時候病氣回到了五臟六腑，與六經依然有關，卻標識出更為複雜的狀況。

為什麼轉變成「雜病」？通常都是在治療過程中，人為的干預與七情變化而變成壞病，特別是日積月累的錯誤治療是為主因。好比颱風登陸離開台北之前，這是急性期，就像是外感。等到颱風已經走了，颱風過境造成各地土石流，或是損壞的環境，這部分就是雜病在處理的。急性期來得快，來得急，總有一段可以預期的時間。但是一旦前面沒有處理好，等到災後階段，其實需要更長更久的時間復原，有些狀況在急性期沒有好好處理，接下來的病氣變化更難對治。

❷ 臨床辨證如《易經》的抽爻變卦

我們常以能運用方劑的多寡，衡量一位經方家的醫術。張國養老師在門診中會用到的經方大約一百多個，他的學生大約四十個方，會用四十個方的診所便可門庭若市。會用五十個以上經方的漢醫，早就被稱作名醫。我在長庚大學研究所演講時，詢問在場上百位碩士與博士生，做了簡單的統計，會用五個方，每個人都舉手。會用三十個方，現場不超過二十人。

更精確來說跟診張國養老師的學生即使會五十個經方，他也不能每次辨證都是對的，若不再去跟診，他再也不知道另外五十個方怎麼用。張國養老師由於把脈精準，他依脈象分證開藥，大概可以分到一百多個方，然而也不是一百多個方都能用對。

一位醫者設若嫻熟《傷寒雜病論》中一百個方、兩百個方，要是不能整體認識張仲景《傷寒雜病論》的模型，明白所有方的成立是不能隨意加減，所有方的組成在整體的模型皆有其條件，便還是不懂得張仲景的心法。就像《易經》的抽爻變卦，即是告訴你每一卦之間都是相通的。它們之間可能差一個爻，兩個爻，頂多差到三個爻，都是鄰居。好的易學家跟好的醫家都具有同樣的才能，得能細膩辨證，分清楚所有的爻跟卦的關係。

臨床上必須非常小心謹慎分析十二經絡臟腑虛實，「勿虛虛，勿實實」。「勿虛虛」也不是「整體」的勿虛虛，也不是整體的「勿實實」。是每一爻，是每一個「經絡」的勿虛虛，勿實實，也就是十二經絡，又分「氣分」跟「血分」，都不可以犯錯。必須診斷到如斯精細，才是張仲景諄諄教誨的地方。

一旦你不小心下了一個錯誤判斷，辨證可能會從太陽病直接跳到厥陰病，張仲景的診斷異常精密，這是整部《傷寒雜病論》最難的所在，以及它為什麼可以用來處理急性病痛的原因，早在一千七百年前醫聖已經把這些條件完全建置完成。

甚至當張仲景寫「主治」和寫「宜」，也代表著兩種不一樣的治療條件。好比桂枝湯「主治」跟「宜」桂枝湯，「主治」表示非常肯定，「宜」則是你可以用這種方法來處理。從這裡也可看出醫聖的嚴謹以及《傷寒雜病論》結構完整的地方。

現在我使用脈診儀，大約會用二百多個方，涵蓋了大多數的常見病例，只要我用過是對的，之後再用都會正確，不會再錯，這就是「科學」，以脈診儀建構出來的實證病理。

三、《桂林古本》真偽之論

宋本《金匱要略》出現的錯誤，在《桂林古本》《長沙本》裡面絕對不會產生，也就是說《桂林古本》《長沙本》其中的藥理是一致的，在方劑跟藥理一致的情況之下，無論是《桂林古本》之前有出現的藥方，甚至是沒有出現的藥方，依然可以透過上述方式去解釋它。它與《神農本草經》，所有的本經，基本上主治都是吻合的。「偽本」要能夠擁有如此完美一致的藥理條件與病理條件，除了張仲景之外，幾千年來無第二人可以做到，這就是我跟王唯工老師一直認為《桂林古本》是真本的最基本理由。

訓詁學角度評《桂林古本》體例不符

有人從訓詁學角度說《桂林古本》體例不符，或者有人認為它比例不均……，有這些爭議是必然的，若不是我們有脈診儀輔助，以病理藥理實證研究支持，也是難以如此確信。

❶ 王雪苔教授對《桂林古本》存疑

我感到最遺憾的是王雪苔教授對《桂林古本》存疑。他以陶弘景《輔行訣臟腑用藥法要》[4]是真，來論《桂林古本》是假。《輔行訣臟腑用藥法要》書中許多方劑來自失傳的《湯液經法》，而有一說張仲景《傷寒論》中方劑也源於《湯液經法》。陶弘景是南朝宋時人，張仲景是東漢建安年間人，這樣的推論小看了張仲景所處的年代，當時的漢醫經方系統已經累積到非常完整的階段，並不是只有那麼原始以及簡單的資料，持此論者忽略了《桂林古本》的完整性。若從臨床上來看也能知道其中的差異，陶弘景書中的幾個方，拼湊程度太大，不見得是《湯液經法》裡的方。

王雪苔教授也曾由於《輔行訣臟腑用藥法要》來源問題，懷疑這本書有造假的嫌疑，經過中醫科學院的內部討論，覺得它還是有價值，於是把它保留下來。然而到目前為止對於《桂林古本》，依然還是沒有專家敢去評斷是真是假。經方大家劉渡舟教授也認為《桂林古本》是偽書，寫作時間不早於明清二代，是後世傷寒派醫家增補傷寒論條文而成。

在中國所有的經方大師都教授《傷寒論》、《金匱要略》，卻不敢說《桂林古本》是真，甚至不敢引用。相較之下在台灣，張國養老師不說是真，但至少他會拿他有心得的藥方教學生。更不用提賴鵬舉醫師，透過讀書會，透過校刊發行，研究推廣《桂林古本》，或者是其它研究《傷寒雜病論》的醫生，通過數學的各種方法，想要了解《桂林古本》背後的關鍵條件。

❷ 不適用東南之地

經方的另一個困境，在於大部分人說經方不適合東南卑濕之地。然而回到張仲景根本的診斷治療。《傷寒雜病論》是從平脈篇、病脈篇開始的，從脈來看才會看到這個系統的完整性。透過脈診儀的臨床運用，解答此一經方困境。

❸ 比宋本更具教育作用

《桂林古本》會不會比宋本好用，當然好用。《桂林古本》提示了太多以前宋本看不清楚的結構。《內經素問．至真大要論》提及的六淫「風寒暑濕燥火」，《桂林古本》依據五臟做出治則跟診斷，告訴你四氣五味怎麼運用，如何以這些方法來治病，脈證並治，方藥等。歷代以來，可有任何一本醫書詳細列出〈至真大要論〉六淫「風寒暑濕燥火」的治則嗎？以及衍生出來的方法嗎？這些治則的建構已經遠遠超越任何一版本對漢醫學的教育作用，可見這些條件在張仲景之前應該早就建構起來。

若能仔細閱讀《桂林古本》如何論述六淫脈證病治，如風病脈證病治、寒病脈證病治、暑病脈證病治裡面的方跟藥。就算《輔行訣臟腑用藥法要》早在張仲景之前成書，相信後來張仲景著書時也予以修正。這就是我一直訴諸的角度，假作真時真亦假，反正就是真假難分。

東晉王叔和著有《脈經》，後世有人批評張仲景寫得只是「論」。從成書先後來看，王叔和可說是張仲景的徒孫輩，或有一說劉渡舟認為王叔和可能是張仲景的弟子。王叔和編纂張仲景書的資料或許是從張仲景的學生輾轉取得，《脈經》與其說是經，倒不如比較像是在張仲景《傷寒雜病論》上面的架構，刪減某些條文之後成書。

我何以如此推論？首先，我認為兩者條文接近程度太高。我曾經寫過書，讓編輯潤過稿，甚至改動過書稿。我非常了解作者跟編纂者，角色是很難一致的。其次，體會的深度也不同，如果讀了《桂林古本》，你會發現說張仲景他的企圖已經不是哪些方可以治哪些病，他是想告訴你如同《易經》一樣的架構，他想告訴你的是整個治病的原理。

五胡亂華之後，孫思邈是第一位醫家大師，他所著的《備急千金要方》，書中有五千三百個方，似乎可以治百病千病。對比張仲景的書講治病講得非常扼要，他只用十六卷便把大部分的病清楚交待，他說見病知源，看完這十六卷，便能明白如何從這一源頭去衍生其它的做法。當你知道治病的原則，你就可以用這個原則去治療他書裡面沒有提及的病證，比如說癌症、某些精神性疾病，這些疾病雖然不曾在張仲景《桂林古本》裡提及，然而我相信絕對可以運用它的原理治病。

無論針灸或者是方劑，如果開一兩味藥，或者針一兩個穴就能夠治好，便不用開那麼多方，下那麼多藥，針那麼多穴位。從源頭來講，即是辨證不夠精確，診斷不精確。無論是張國養老師，或者我在臨床的經驗，當病越重的時候，藥就越少。試想打仗到了關鍵時刻，得把所有權力集中在一個人身上，讓他充分發揮。若在危急之時，還用很多人監督牽制他，仗還打得成嗎？

張仲景每個方最多不會超過十二味藥，甚至有一味藥，兩味藥。人體只有十二條經絡，當你懂得用藥的時候，你便掌握了四氣五味，能讓十二條經絡達到平衡。這樣的治療方法早在張仲景之前的一千年，就已經完全的體現，張仲景只是在這個基礎將它建構成完整的系統。也是這一完整系統，讓一般人即使不能夠理解，卻依然體會到醫聖的偉大以及驚人療效。

如同使用《易經》我們不會分不清楚，現在是要用哪一卦，哪一爻。如果連哪一卦，哪一爻都分不清楚，我們也不可能分清楚到底是否極泰來還是泰極否來。就在每一爻中，決定了你是在泰的哪個階段，還是在否的哪個階段，其中的吉兇大不相同。就像臨床上，判斷病人是病快要好的階段，或者是病剛開始的階段，兩者看起來非常接近，一個是否卦的底，一個是泰卦的頭。中間的吉凶跟危險程度，自是不言而喻。

從《內經》以來的漢醫體系，特別是脈診利用經絡循行，掌握了歸納法最關鍵的部分，把萬事萬物歸納到十二條經絡，就像用十二地支統括地球上大部分的事物，以天干來統括發生於天上的事物，可以計時，當曆法，可以用來算命，也可以看病。漢醫所謂「五運六氣」，也就是在談天干地支的變化，萬事萬物的變化。整個中華軒岐文化的「道」就在這裡，萬事萬物脫離不了天干地支。

張仲景掌握了從〈黃帝內經〉起始的「道」的源頭，衍生出來醫易相通之處。在漢朝依然有醫易相通的傳承，到了唐朝、晉代幾乎已經喪失。從這一層次來說，等到王叔和寫《脈經》的時候，他其實已經不能夠掌握這個部分。

❹ 發展中的版本

《桂林古本》不會是偽本，或者只能說它是一個依然發展中的版本。從十三稿《長沙本》，我們看到又比十二稿《桂林古本》更為完整。我相信那也不是最終的版本。如果讓張仲景多活五年，他一定還會有更佳的版本問世。從我的臨床驗證解讀，其實《桂林古本》《長沙本》已經相去不遠，若於臨床上掌握好治療原理，用《桂林古本》去看病還是用《長沙本》去看病，差異並沒有太大。

若真的看懂《長沙本》十幾條的變化，便會更清楚整個結構，以及明白張仲景為什麼要有第十三個版本。流傳在民間的不是只有第七版，常常有很多版本，既不是第七版，也不是第十二版，那是張仲景從第一版到第十三版中間散佚在民間的，就像張仲景孫子所說每成一稿，一定傳遍全城，整個長沙城傳遍張仲景的書簡。連如此身份和地位寫的書都還要失傳，不得不感嘆戰亂的可怕。

我們這一時代若不把我們對漢醫的研究，透過教育系統，透過當代發達的媒體系統，讓漢醫傳承清楚交待，日後再想復原就更難了。畢竟現在是末法時代，假的比真的還甚囂塵上。現在有許多大陸經方家，號稱一次要教出五六萬名中醫師，他們用的版本究竟是哪個版本呢？沒有人敢用宋本之外的其他版本。然而既然要用宋本，就得交待薯蕷丸、續命湯到底是真還是假。

註釋

1. 參見網站〈科學史上的今天〉(http://history.pansci.asia) 2015/3/21 詞條：傅立葉誕辰。

2. 師曰。瘧病。其脈弦數者。熱多寒少。其脈弦遲者。寒多熱少。脈弦而小緊者。可下之。弦遲者。可溫之。弦緊者。可汗之。針之。灸之。浮大者。可吐之。弦數者。風發也。當於少陽中求之。問曰。瘧病以月一發者。當以十五日愈。甚者當月盡解。如其不差。當云何。師曰。此結為癥瘕。必有瘧母。急治之。宜鱉甲煎丸。
【鱉甲煎丸方】鱉甲 柴胡 黃芩 大黃 牡丹 [庶／蟲蟲]（䗪）蟲 阿膠上七味，各等分，搗篩，煉蜜為丸，如梧桐子大。每服七丸，日三服，清酒下，不能飲者，白飲亦可。
（見《傷寒雜病論》桂林古本中醫整合研究小組版，第十三卷辨瘧病脈證並治）

3. 見宋朝《聖濟總錄》歲運。

4. 據說此書原是於一九〇七年，法國探險家伯希和在敦煌莫高窟發現許多古書卷，委由莫高窟道士王圓籙裝箱，準備運回法國時，王道士受人所託，隨意抽出一卷醫書暗藏，此卷即《輔行訣藏府用藥法要》。一九一五年為河北威縣張渥南所購，傳於嫡孫張大昌，原書在文化大革命時被毀。
中國中醫研究院馬繼興，收集到據說是當時人默記下來的傳抄件，整理成書，附於《敦煌古醫籍考釋》一書中，公之於世。
此書從多個方面和多方考證，此書絕非陶弘景所撰。其二此書是否為敦煌文獻都存疑。其三，此書為偽書的可能性很大。

──漢醫苑診療室──敏感體質得清晰診斷，加上用藥劑量精確──

王莊

郭醫師是我最信任的醫師。十五年來，從不孕、懷孕安胎到生子，郭醫師治療了我的嚴重孕吐，安住腹中的胎兒，在產後坐月子期間調理我的身體。這一路幸好有郭醫師的幫助，才能安然度過重重難關。

兒子感冒發燒、氣喘、腸病毒、過敏……，完全靠郭醫師開的中藥，得以康復。周圍的親戚朋友對於我在懷孕期間或小孩高燒生病時，仍堅持吃中藥治療，感到質疑與擔憂。

但是我完全信任郭醫師，事實證明郭醫師的醫術，以及用藥精準無人能比。能遇到郭醫師，是我的福氣，希望郭醫師也能幫助您脫離疾病的痛苦！

醫師按

王莊體質非常敏感，稍有不和諧的能量或藥物，她便會受影響。因此在治療過程中，清晰的診斷，藥物劑量的調控，皆必須非常小心。

——漢醫苑診療室——不孕根據氣血虛實調整，求子不難——

廖琇如

婚後送子鳥一直無法順利敲我家門，初期胚胎不健康自然流產二次，親友推薦不少中醫師，也到臺大不孕門診諮詢檢查，明明夫妻倆身體健康，求子之路卻異常艱辛。

九三年經朋友介紹認識郭醫師，初期看診郭醫師得知我聽從西醫建議打排卵針，立刻拉下臉，口氣不太好：「打排卵針之前調養前功盡棄，又得重新來過。」我明顯感受到郭醫師的不悅，但我心裏也不好受：難道醫師不能體諒病人苦衷嗎？求孕多年的我們，只要可以增加受孕的機率，什麼方法都願意去試！

回家後，情緒淡了、思慮變清晰，轉念一想，醫生大可以為了利益考量去迎合患者，苦口婆心的勸誡肯定會嚇跑不少病人，對醫生本身來說並沒有什麼好處。放下心中芥蒂，決定不再尋求西醫幫助，專心在「當代漢醫苑」調養。持續看診一年左右，送子鳥敲了第三次門，這次不再送來空包彈，九五年，我們成為新手父母，抱著懷中的大寶，滿滿感動。

因為信任郭醫師，一家三口生病時「當代漢醫苑」絕對是優先選擇，長程的歐美旅遊擔心水土不服、就醫不便，行前也會找郭醫師拿幾週的中藥求安心。一〇四年暑假一家人英國旅遊，夫妻倆吃了二週左右的中藥，回國一個多月一向準時的生理期沒來，意外發現懷孕了。

一枝花的年紀還能自然受孕實屬不易，也許是郭醫師的中藥、也許是天意，開心養胎迎接二寶的到來。十個月的孕期以及產後坐月子全靠郭醫師的中藥調養，一〇五年，白白胖胖的小兒子來報到，臺大醫院照顧新生兒的護理師問我：「男寶寶非常白晰，有沒有吃珍珠粉？」

「沒有，我只有吃中藥粉！」媽媽所言，一切屬實。

「先生緣、主人福」，有幸和郭醫師結緣十幾年，是我們的福氣。

—醫師按—

習慣性流產原因通常不是胚胎不健康，而是母親子宮循環問題導致。特別當胚胎循環系統正要發展，（子宮）不足以提供胚胎血液灌流，於是常於固定週數流產（臨床常見在第六到八週）。特別是二次不孕的狀況，根據脈象氣血虛實調整，百分之九十可以處理好的原因。由於生第一胎時月子風，沒有去除風寒便開始吃補藥，風寒留於體內造成循環系統問題，導致二次不孕，這就是漢醫坐月子的智慧。

第5章——當代經方家的臨床——外感與常見病症

一位好醫師如果能夠處理外感，幾乎大部分疾病急性期的問題，都會得到最關鍵的緩解，不管是發燒、疼痛（甚至是牙痛）。很多人都覺得牙痛是牙科的問題，其實那是漢醫最擅長的。

一、常見的外感

牙痛

我在《上池之水》書中曾經提及，修養齋修師祖治療蔣夫人牙疼的故事，大家便能了解牙痛並不只是火氣大，更精確來說這火常常是虛火，可說它是外感造成臟腑經絡不平衡所引起的。

治療牙痛時，即使同時開出清胃火或清大腸經火氣的藥物，也一定要配合它們歸經的藥物來處理風寒。如果不處理風寒，通常牙痛不會得到改善。急性期的疼痛，透過經方治療可以立即得到改善。幾乎是吃一包藥，半小時內都應該見效。

發燒

外感中最關鍵的時刻就是發燒之時。訓練有素的漢醫應該可以在急性期一天內讓病人退燒，比如說我平常門診都是晚上看到病人，如果此時介入處理，理論上在隔天中午前病人就能退燒。通常八成以上的病人，晚上之後症狀開始加劇，然後在深夜時最嚴重。這種太陽病病人幾乎占了門診七成以上。當然病人若到了厥陰病階段，退燒時間會比較久，但也不會超過三天。我在處理一些慢性病人發燒，絕對在一周內發燒都可以得到控制。拖比較久的發燒病人，通常是被藥物影響過，特別是被退燒過。

當人體在發燒之時是疾病發展最緊要的時刻，也就是免疫力動員之時，此刻最怕以不當的方法退燒，不當方法當然包括中西醫的退燒藥。事實上我在治療發燒的病人，他吃的藥沒有特別的不一樣，若是平常服用三包，發燒的時候則服用四包，通常隔天中午前便會退燒，很少超過兩天。

疼痛

除了「發燒」之外，門診最常見的就是「疼痛」，實際上「疼痛」通常都是缺氧造成。以前實驗室師兄鮑建國最近他的研究發現，疼痛之處反而是一些「阿是穴」，或是身體在改善缺氧的現象。身體上的疼痛點是身體想要改善缺氧現象造成的反應，只要給予對的治療，無論是針灸或者服藥，疼痛皆夠立即舒緩。所謂「立即」是指於治療之後半小時內感到緩解，這是治療疼痛最基本的反應。

❶ 急性疼痛

若是由一些慢性病引發的急性疼痛，比如說結石，無論是膽結石或是腎臟結石，皆是平滑肌痙攣造成的疼痛，也就是缺氧。那種疼痛非常劇烈，通常伴隨著身體排出結石的過程。只要施以對的治療，疼痛便會改善，改善的方法並不是消除疼痛，而是加速排石過程。譬如說我常常遇到尿路結石的病人，他們有時候要排石一兩天，這兩天當中，病人得充分配合醫囑，充分休息，遵守飲食禁忌，結石排出來後，疼痛也就消失。

❷慢性疼痛

慢性疼痛大部分都是缺氧造成的。立刻治療之後，無論針灸或者是吃藥，特別是吃藥，藥效不會比針灸來得慢，病人應該在半小時之內就得到緩解。

❸器官性疼痛

疼痛除了上述身體上的疼痛，還有器官性疼痛，譬如說肚子痛、胃痛或者所謂的腹痛，在對的治療下也應該很快得到改善。腸胃型疼痛在門診也很常見，大部分都跟食物有關，中醫的治療策略不只能夠去除實質食積，更重要的是當身體處於發炎狀態，胃腸蠕動出現問題，透過平衡蠕動狀態，加速排除病程。有時加快胃腸蠕動儘速排除食積；有時當胃腸受到阻力，蠕動異常加快，此時就得減慢蠕動速度。

我曾在西醫院急診室見到病人肚子痛到完全不能按壓，食不下嚥，胃絞痛異常。這便是典型大承氣湯方病理，西醫診斷為胃穿孔。以中醫來說透過脈診辨證，在胃尚未絞痛之時，趕快使用大承氣湯處理，根本不會發生胃穿孔。

病人動手術後，發現胃裡有一顆顆綠色球狀物，完全消化不掉，這就是大家喜歡吃的「纖維」。纖維吃太多，結成球，集在胃裡面，張仲景說「胃中有燥屎五六枚」，講得就是這種情況。

❹ 頭痛

門診中最常見的疼痛是頭痛，頭痛百分之八十皆與外感有關，也就是風寒（感冒）有關。此種類型的疼痛改善了外感，皆會得到改善。

便秘與腹瀉

便秘亦是另外一種急症。西醫急診室的病人大約有一半以上都是外感，另外三成是腸胃問題。三成腸胃有問題的病人，半數以上有排便問題，排不出便或是排便排得不乾淨，只要照腹部的X光片，就能看到腸子裡面積滿大便。

當漢醫問起這些症狀的病人有沒有便秘，他們都說沒有。病人覺得一周沒有排便是很正常的。西醫院消化內科教科書便是如此寫，一天排便三次跟三天排便一次都是正常的，如果連醫生都這樣想，那麼病人一周沒排便，當然見怪不怪了，但這就是漢醫的陽明病。

腹瀉也是考驗漢醫的處理能力，在我的門診通常以最戲劇化方式呈現。當病人主訴拉肚子，其實通常呈現肝火與類似便秘的脈象。大部分的病人拉肚子都是吃壞東西，吃壞東西大部份不應該止瀉，應該要通因通用[1]，也就是說必須把垃圾排乾淨。所以當我看到病人拉肚子來就診時，我反而是要開類似治便秘大黃之類的藥。就是要把垃圾（不管是食物中毒，腸胃型感冒病毒，吃到不該吃的食物）清得乾乾淨淨，若是用了止瀉的方法，便把垃圾通通留在腸胃了。

急性腹瀉當然有很多種處理的方法，總括來說不外乎通因通用。等到慢性期時，所謂腸燥症或者是習慣性腹瀉的病人，都是虛實夾雜，一方面要調理他的脾胃，更得要一併處理食積，或發炎的部分。我的這些心得是從《傷寒雜病論》裡面失傳的太陰病與霍亂病體會出來的，也就是《桂林古本》，甚至十三稿《長沙本》，增加最多的條文。

嚴謹的將息法，規範患者服藥法則

外感從外而內進入，影響越來越深。等走到內傷七情時，病氣一下便會影響臟腑。我們一直強調病人飲食作息必須遵照醫囑，主要是外感來得急又可怕，但那就像颱風來時一樣，只要躲在屋子裡面，大概不會有不可預期的危險。如果颱風天還要往外跑，就像《傷寒雜病論》雜病的部分，一旦判斷錯誤，無論是飲食或者生活作息都會對病人造成影響。

張仲景在桂枝湯出現的第一個地方（辨太陽病脈證並治上），就提及桂枝法「將息」[2]，說明服藥要留意的事項，提示出最佳的藥效標準和治癒指標，以及飲食禁忌。在其他的方中亦有詳細指出。

如服藥過了一段時間，明確指出啜飲白粥多少量，能助藥力。怎麼看到最佳藥效標準，一樣提示出時間（溫覆令一時許），還有身體出現的狀況，身體微微似有汗者佳（遍身漐漐微似有汗者益佳），要是汗如雨下，就無效（不可令如水流漓，病必不除）。

也標示出什麼時候可以停藥，如果服一升桂枝湯後，遍身微汗出而病癒，則剩下的藥物就停止服用，沒必要都喝完（若一服汗出病差，停後服，不必盡劑。）如果第一次服藥後，沒有達到預期效果，只要病證沒有改變，仍守方繼服，並逐漸縮短服藥時間，半日喝完三次藥物。

病情嚴重的，還當晝夜接續服藥。如果還不汗出，則當連續服用至二三劑，直到病癒或發生病證變化。生病期間的飲食禁忌也仔細說明，禁食生冷、黏滑、肉麵、五辛、酒酪、臭惡等物。

這就好比在颱風的時候要準備好糧食，躲在家裡面吃。不要等到肚子餓，跑到外面掃到颱風尾。外感之時，有時候可能吃個荷包蛋就出事了，特別是蛋沒有煎熟，立刻從外感變成腸胃型感冒。這樣的狀況在臨床上屢見不鮮，只是一般的醫生或許沒有好的工具，沒辦法觀察到那麼仔細。

我在臨床上治的很多病，成敗到最後其實都不是處方正不正確，而是能不能徹底掌握病人生活上的細節，做到堅壁清野，那才是治病最根本的問題。對照張仲景的將息法，現今我們接受大部分漢醫治療過程，有多麼的隨心所欲，可惜「踰矩」。

「上工十全九」是何等之難，必須還得把「人情」納入考慮。有一成的病人他們的生活作息，飲食起居，完全都是不聽醫囑，醫生根本沒辦法控制的。「上工十全九」中就是這一成的人，是醫師沒辦法掌握的，這一成的病人也不是一開始就設定不能掌握，而是當醫生做了很多很多努力之後，依然還有這一成的人。對我來說處理漢醫的急症並不難，急症的時候病人通常都會嚴格遵守醫囑，一旦急症期過後，病人不痛不發燒了，反而不聽醫囑。

二、臨床常見的病症治療

傳染力極強的腸病毒感染

臺灣地處濕熱，除了寒冬外，幾乎全年都會發生腸病毒流行，一般稱為「手足口症」，受傳染的病患常在手部足部出現紅疹，口腔黏膜也會潰瘍甚至糜爛，咽喉部也會出現疱疹性咽峽炎，甚至肌肉抽搐，嚴重時還會高燒不退，最可怕的是對幼兒造成心肌炎或腦幹腦炎等腸病毒重症，奪走寶貴生命。

腸病毒是一大群病毒的通稱，所以感染其中某一型病毒無法產生適用全體的抗體而免疫，因此會不斷的復發，病程迅速而危急，再加上傳染力極強，因此常常造成校園停班停課，令幼兒家長聞之色變。

❶ 初發症狀

初發症狀與一般感冒的太陽病雷同，因此容易被忽略而錯失寶貴的治療時機，這階段我會立即以傷寒方治療，即可迅速痊癒。一旦出現疱疹性咽峽炎或肌肉抽搐，即已醞釀由表入裡。

❷ 發高燒時

等到發高燒時，不但有極強的傳染力，也會造成患者全身痠痛、倦怠乏力、畏寒發熱、咽喉腫痛、腸胃不適，甚至上吐下瀉等極度不舒服症狀。強壯的成年人或許能發展成陽明病，而使病情趨於穩定，但稚弱的幼兒一般為太陽少陰合病或太陰病，切勿認為是陽明病而以清熱劑、退燒藥或肛門塞劑誤治，而變成厥陰壞病。

❸ 發熱畏寒、心跳近百、寒熱夾雜、高燒不退等複雜症狀

一旦進入厥陰病，就會發熱畏寒、心跳近百、寒熱夾雜、高燒不退或退燒後又再發燒，退退燒燒，十分痛苦，接著就容易因手厥陰心包經入心，足厥陰肝經入腦幹，而突然惡化成腸病毒重症。必須審查寒多熱少或熱多寒少的複雜症狀，給予厥陰病的經方治療，並耐心等待二到三天才能痊癒。

❹ 飲食非常重要

在二到三天治療過程中，食物的選擇非常重要，必須餐餐以新鮮白米熬粥服食，否則容易再度發燒惡化，這即所謂的「食復」，也就是在餘邪未盡下，以不當的食物資助病毒死灰復燃。這其實是一般腸胃型疾病的治療通則，切勿因擔心營養不良而任意餵食各種開胃的點心或食物。若有電解質失衡的脫水現象可以生理食鹽水加葡萄糖點滴注射，不宜飲用運動飲料。

睡眠障礙

失眠是臨床上最常見的問題之一，許多神經與精神領域疾病也伴隨睡眠障礙發生，每個人一生中或多或少都曾有過失眠的經驗，但演變成睡眠障礙則成了許多臨床問題的癥兆。睡眠障礙者從脈診儀中可以發現，其高頻六條經絡的血壓諧波變異係數明顯上升。

高頻六條經絡是指——

H5 足陽明胃經（土）
H6 足少陽膽經（屬木相火）
H7 足太陽膀胱經（水）
H8 手陽明大腸經（金）
H9 手少陽三焦經（火）
H10 手太陽小腸經（火）

❶高頻六條經絡與腦部血液循環的關係

人類比較起其他哺乳動物，進化的主要方向在腦容量的擴大，進而衍生出智能和智慧。多出來的六條經絡剛好從足陽明胃經開始，這與傳統醫學所謂「胃不和則臥不安」有密切的關係。因為這些經絡除了維持原本消化或排泄的功能之外，跨足進化出維持腦部循環，進而使思考與記憶功能大幅進展，憑藉的是「分時管理」。

唯有消化完畢，腸道排空，屎尿盡出，這六條經絡的主要血液循環分配，才會由中焦腹腔轉移到上焦頭部。這就是為何飯後昏昏欲睡，頭腦不清，欲眠卻又不得好眠的原因。剛用完餐，血液注滿中焦腹腔腸胃道與消化腺，上焦頭部無法得到多餘的血液循環供應，當然無法進行複雜的思考與記憶，昏昏欲睡是身體的保護措施，避免腦細胞在缺血缺氧下繼續工作受損。但剛吃飽了也無法深度睡眠，同樣是由於腦部得不到足夠的血液循環供應，所以吃宵夜亦不利熟睡，午休只能小睡。

晚上九點到十一點循行手少陽三焦經，十一點到一點循行足少陽膽經，一點到三點循行足厥陰肝經，三點到五點循行手太陰肺經，五點到七點循行手陽明大腸經，不只經絡本身的問題會造成該段時間睡眠品質惡化，睡眠障礙更常出現在經絡循行交替時段。尤其是足厥陰肝經進入到手太陰肺經的這段時間最多問題。

漢醫經典記載子時夜間十一點到凌晨一點循行足少陽膽經，丑時凌晨一點到三點循行足厥陰肝經，於此時若能深度睡眠，全身放鬆，耗氧量最低，有利於身體循環系統全面供應腦部進行系統重整，這個過程類似於電腦資料庫的系統重整，磁碟須要充分時段的供能與散熱，才可一區一區分別進行整合。

然而許多失眠患者抱怨總是在凌晨三點醒來，接著便無法入睡，這就是漢醫所謂「肺虛肝火」的病機，脈象上常見肝火極大，肺陰甚虛，也就是木反侮金的病機，長期下來思考與記憶便不靈光。

❷ 失眠為陰陽無法交通

人類與其他動物甚至其他哺乳動物最大的不同在於人類以雙腳站立，幫助了頭上新增六條經絡進行上焦共振與分時運作。所以足太陽膀胱經是人類最長的一條經絡，上面布滿了灌注五臟六腑，包括心臟冠狀動脈在內的重要輸穴，也幾乎是最重要的一組經絡。足太陽膀胱經影響五臟六腑的共振與血液灌流，自然扮演整合五臟六腑功能的角色。

所以在傳統醫學中足太陽膀胱經與督脈有密切的關係，從眼睛內角的睛明穴起，向上向後貫通頭部前後，順著背部脊椎往下一直到足跟與腳趾。負責循環、免疫、排泄與生殖，為巨陽，司衛外與交感神經興奮相關的活動。

以能量的角度而言，當眼睛睜開，繼而站立，代表陽氣的運作，也就是身體處於十二經絡全共振，有最大的範圍運作與最大功能輸出；當眼睛閉上，身體躺下，陽氣收藏，方能休息睡眠，維持最基本的範圍運作。因此失眠在傳統醫學的病理機轉視為陰陽無法交通，如同汽車無法從前進檔轉換成空檔。

除了足陽明胃經從正前方循行供應頭面，足太陽膀胱經接續從前而上而後，另一組重要的經絡是足少陽膽經，連同手少陽三焦經循行頭部兩側，是頭上最主要的共振主頻，不但負責供應顳葉與兩側大腦半球，也是人類比起其他靈長類發展最突出的部分，所以《傷寒雜病論》中有「少陽病」或「柴胡症」，主要即涉及腦神經方面的問題。

❸ 頭部外傷干擾經絡共振

清楚了腦部血液循環與睡眠的生理後，便能進一步了解失眠的病理與改善的對策。頭部發育的方向是由外胚層往內生長，與軀體其他部分生長方向由內往外大異其趣，頭上六條經絡的上焦部不僅會受到中下二焦部的影響，同時外露於頭皮之上的循行部位，也影響著內臟至腦部經絡的部分功能。

從小到大頭部受到的外傷，包括挫傷，都會干擾經絡共振，進而影響頭部血液循環的效率。臨床上神經科與精神科醫師甚少注意此類影響，但是在神經與精神科學教科書清楚記載，許多神經與精神疾病病例都有極高的頭部外傷病史，包括最嚴重的精神分裂症，同卵雙胞胎的發生率相關性約四成多，但頭部外傷病史相關性高達九成以上；而這些神經與精神疾病的共同發作症狀正是睡眠障礙，也是病情惡化的因素。

一旦明白頭部外傷與許多神經與精神疾病的關係，自然能理解頭部外傷為何會導致陰陽無法交通，進而造成失眠。頭部外傷干擾共振，導致頭上六條經絡的上焦部分與中下二焦部分的調控分配發生障礙，影響頭部血液的循環，造成功能性的缺血或缺氧，雖然未必導致腦細胞的立即壞死，但也會造成如同缺血性的慢性腎衰竭與腎萎縮這類病理機轉，導致腦細胞功能退化與腦組織萎縮。

再加上主要供應心臟血液的冠狀動脈共振點——「膏肓穴」位於膀胱經上，頭部外傷或撞傷留下的瘀滯，沿著上焦的膀胱經往下堵滯到中焦「膏肓穴」的共振。一方面影響了心臟血液的供應，這就是所謂「病入膏肓」的嚴重病機，導致循環系統全面性的功能衰減；當然，另一方面也加重了頭部的缺血或缺氧。

疼痛難耐的帶狀皰疹

帶狀皰疹俗稱「皮蛇」，是水痘病毒潛藏在神經結，趁免疫系統功能低下時起而增生繁殖作怪，沿著神經分布走向，冒出崢嶸的皮疹。若不能在發病的三天內投以抗病毒藥物治療，病勢常常一發不可收拾，灼熱蔓延、隱隱針刺，痛不欲生不堪其擾。

這就是漢醫所謂的「溫病」，是先前水痘病毒感染發疹未妥善處理，誤用寒涼，將外發病毒收斂潛伏在足少陽膽經，等到病患因勞倦或食用燥熱食物，傷及陰分並衍生肝火，季節交替氣候波動之際，便誘發出伏邪發病，而有肋間神經或三叉神經發炎疼痛的現象，屬於「春溫」或「冬溫」的病機，若利用柴胡劑或大黃劑加減可以徹底根除治療。

高血壓

高血壓至今病因不明，百分之九十以上病患歸為本態性高血壓（原發性高血壓）。然而降血壓藥物是西方各大藥廠必備的產品，也是市值最大的商品之一。鈣離子阻斷劑、血管收縮素拮抗劑、血管收縮素轉換酶阻斷劑、利尿劑、甲型交感神經抑制劑、乙型交感神經抑制劑等等降血壓藥物也各勝擅長，隨醫師自由選用搭配。在降壓與副作用之間，不只是病患的兩難，也常常是臨床的藝術。

其實依收縮壓、舒張壓或平均血壓來記錄血壓，進而歸類病患，本來就有瞎子摸象的局限性，不但無法分析血壓波內在頻率的特性，也忽略了血壓波在身體系統性的重要性，自然無法精確分析歸納出病因。

當重要的組織或器官缺血或缺氧，身體便會啟動血壓上升的代償作用來改善局部的病理狀態，直到問題解決。所以最常見可診斷出病因的高血壓，是由腎動脈狹窄所引發的腎臟缺血缺氧併發症。這類型的病患在漢醫屬於「腎經血瘀」，可以在第二諧波出現血瘀或血壓諧波變異係數明顯上升的現象。同樣的病理在自發性高血壓大白鼠也可以發現。

透過脈診，王唯工老師也注意到舒張壓上升的病患常有肺經的問題；而收縮壓上升的病患常有頭部缺氧的問題。其他經絡血瘀或外感造成缺血缺氧的問題也非常多見。改善缺氧因素，高血壓都能得到改善。但病患不宜自行停止服用高血壓藥物，必須配合減重、改善缺氧與每日多次血壓紀錄才能緩步減藥，否則容易發生血壓彈跳，而有中風的危險，高血壓的奇妙療效印證了經脈與共振理論，以及彌補了西方循環系統的盲點。

胃炎

胃炎是十分常見的疾病，一般無論急慢性的病患，醫師總會在處方中附加一到兩種胃藥以預防胃炎的發生，避免進一步造成胃痛、胃食道逆流、胃潰瘍等消化障礙。

臨床上，胃炎被認為與過高的胃酸有關，因此大多數的胃藥都是抑制胃酸的制酸劑。然而近十年來，胃幽門桿菌與胃炎、胃潰瘍、胃發病關聯性研究，讓抗生素的使用成為胃炎的常規治療。但這些觀念的進步，仍不能改變胃炎極高的發生率與復發率。

足陽明胃經氣分的虛或實都與胃炎有關，「胃虛」代表胃經氣血供應的不足，造成胃壁保護的缺陷；「實」則代表外邪的侵擾，而與脾濕水漫衍生食積、痰飲有關。一旦胃痛發作，常出現第五諧波血壓變異係數上升，因此疼痛與局部組織缺血缺氧有一定的關係。

胃食道逆流的病患常合併肝火或陰虛陽亢的現象。胃潰瘍的病患除見到上述的病理機轉外，更常見到肺虛或病入膏肓的病機，可見缺血性胃炎並非只有在心臟衰竭後期的病患才會出現。隨著循環系統障礙的啟動，灌流不足的問題，因氣血調配的優先順序，陸陸續續出現於六腑，接著才是五臟。

當足陽明胃經氣血不足造成胃部灌流不足時，消化功能勢必受到影響，一方面必須延長消化所需的時間，而造成胃壁保護的負擔，增加胃炎與胃潰瘍發作的機率；另一方面產生許多無法完全消化的食物代謝物，也就是食積或痰飲，輕者造成肝臟代謝、解毒、儲存的負擔而出現肝火，嚴重則立即造成完穀不化的腹瀉。

長期下來更會累積成消化代謝疾病，而有醣類代謝障礙的糖尿病，脂質障礙的高血脂、膽結石、脂肪肝，尿酸代謝障礙的痛風，與肥胖等等疾病。

這就是胃做為消化代謝系統門戶，所扮演的關鍵角色，所以足陽明胃經為六腑之首，為多氣多血的經絡，就是為了確保胃經循環的穩定。但由於人類頭部的發展，六腑經絡往上延伸，變成利用分時變頻的運作而有三餐定時定量的模式，不再像其他哺乳動物的近親牛、羊、豬、馬無時不刻都在進食與消化。萬物之靈的人類才能利用腸胃六腑排空，氣血上移之際思考、記憶、想像與分析。

但這也正是現代人胃炎發生的主要原因之一，不當的飲食習慣顛覆了六腑經絡分時變頻的運作；吃飯時開會、電視前用餐、飯後即用腦工作讀書、錯誤或未經烹調的食物、人造不易消化的食物等，造成胃經氣血供應的額外負擔與消化的障礙，進而衍生代謝疾病。

所以「治胃病」就等於「治未病」，而治胃病首要於食物禁忌。大多數消化代謝疾病無法根治的主因，來自於錯誤的飲食習慣。遵守忌口的醫囑，是縮短病程避免復發的關鍵，甚至是不藥而癒最寶貴的無價仙丹；「知其要者，一言而終」此之謂也。

糖尿病

胰島素的發現、合成與補充治療，扭轉先天性糖尿病的悲慘宿命，然而第二型糖尿病卻無法以相同的方法予以克服，因而衍生胰島素抗性的觀念，而只能以調節胰島素分泌等方式控制血糖。隨著經濟型態的改變，第二型糖尿病及其併發症已危及當代已開發國家十大死亡病因之列，並逐步上升之中。

透過脈診，我們發現大多數第二型糖尿病的病患，常常同時具有脾濕水漫衍生食積、痰飲與肺虛肝火兩大類的病機。前者代表食入的醣類或甜食超過消化系統的負荷，而後者代表循環系統的缺陷導致缺氧與肝臟灌流的障礙。藉由嚴格的飲食禁忌配合經方調整脾濕、肺虛與肝火，幾乎都能得到有效的治療，特別是剛罹患第二型糖尿病三個月內的病患，也就是所謂蜜月期的病患。

至於長期服用糖尿病藥物的病患，縱使血糖控制穩定，常常出現頭部缺血缺氧伴隨陰虛陽亢，進而併發高血壓的病機。這樣的病理現象再次提示了頭部循環恆定性的重要，腦細胞灌流不足導致氧氣或葡萄糖供應效率不彰時，循環系統透過血壓與血糖的代償上升成了彌補之道。唯有透過頭部循環的改善，這些生理與病理代償反應才能停止而恢復正常。否則不斷的增加降血壓與血糖的藥物，只會使這類的病患更為棘手，一方面造成肝臟與代謝系統的負擔，另一方面又得承受複雜的藥物副作用；甚至造成腦組織的缺血缺氧萎縮，進而衍生腦神經與精神疾病。

因此，必須同時處理頭部循環的問題，才能透過血糖與血壓的下降，逐步減少藥物的劑量與品項，漸漸擺脫宛如以藥為食的可悲命運。否則一旦必須使用胰島素注射方能控制血糖，漢醫也無力回天，只能步步為營收拾爛攤子，避免致死併發症的早期發生。

三、漢醫苑的診所精神

二十年前剛開始看診時，不以為苦，以為替每個病人找到答案是簡單的，尤其一開始我沒使用脈診儀時，以為對每一個病人都診斷得很準確，其實大部分是猜的。大部分醫生剛開始看診的階段，就如張仲景說的「始終順舊」[3]。為什麼呢？如果哪一次開方，病人說有效，醫生就跟著那個方繼續開，稍微改動一下，不敢改動太大，除非病人和你說非常沒效，或是非常不舒服，醫生才在強烈反應下，重新診斷跟辨證，給一個新的方。然而在一天的門診中，醫生有多少時間完成這件事呢？

不擔心門診人數

現在如果能給一個病人十分鐘時間，就已經很難得了。然而通常初診的診斷需要二十分鐘，就算是現在我的門診，有脈診儀輔助，我也大約要花這樣的時間。這也是為什麼直到現在門診的初診病人，每天不能超出三位。因為我必須留出時間，不只留給初診病人，也要有完整的時間留給複診的病人。然而大部分的醫生很難做到，為什麼呢？初診病人是醫生的命脈，通常下個月有多少病人，是由這個月的初診病人決定的，這就是為什麼許多醫生門診量已經很大了，還要不斷接受媒體邀約。

一般醫生擔心門診患者變少，不敢限制初診的掛號人數，如此要付出的代價就是療效降低，甚至根本沒有診察的品質。一位名醫的門診少則上百，多則兩三百人，這也是許多名醫後來受病人齟齬的原因，不只是候診時間長，看診時間短，療效也下降了。更重要的是門診的初診病人占大部分，慕名而來的病人完全不加以限制，造成惡性循環，最後變成只有重症病人抱著一線希望願意等，弔詭的是重症病人並沒有那麼容易醫治呀，而原先可以在這裡得到治療效果的病人，可能早就另尋其他診所。所以，我的做法很簡單是只要是複診病人我一律不限掛，複診病人還會再來診所，一定有他的需求。

對初診病人的衛教

對於初診病人，我會希望他在來看診之前便明白我的治療方法。他不會平白無故跑來，需要提前預約，我們會希望有介紹人，介紹人的意義在於落實讓初診病人來看診之前就知道治療方式，如使用脈診儀，嚴格的飲食禁忌等等。所以，限掛初診病人是基本的。

一般想來看診的病人，還沒來我的診所，工作人員或是推薦人便會事先說明，這是一家有嚴格飲食禁忌的診所。我想大概沒有一間診所會這樣要求。我們清楚知道治病如同改變慣性（某種程度來說接近平衡業力）。為什麼我們如此堅持，跟自己的病人，跟潛在的財神爺過不去？還沒來看診就要人忌口，甚至造成病人不想來。我的病人有時介紹家人來，還跟我請求千萬先別說忌口，我總是說我自有我的安排。新病人來了我還是講忌口，為什麼？這些病人或許到最後因無法忌口不再來看診，卻也明白了忌口的重要。

我的原則就是如此。儘管知道有十分之九的病人無法忌口而不來，可是這十分之一本來就是我的弱水三千，只能飲之的那一群病人，我的體力大概只能看這麼多病人。但是我能影響的病人反而因這個方法多了九倍，這才是我領悟到《內經》講「治未病」的關鍵之處。病人來之前已經得到衛教，無論他做得到或做不到。

我也把這樣的態度傳達給我的學生，然而知易行難。現今的消費社會（或說資本主義掛帥的社會），對大部份醫生來說醫學成了生活的工具，競爭日益激烈的醫療市場，能夠存活下來並不是那麼容易，在生存的恐懼之下，醫術反而提升很慢。很幸運地，在我行醫的過程中，從跟診的幾位前輩的診所狀況，很早便看見這個部分。

一 進入診所空間即是治療的開始

經方家藉由地利產生的本草精華構築成方，進而救濟遭受違和天時變化，產生人體五臟六腑的虛實偏亢。漢醫的治療是整體的治療，也因此我將自古以來華夏文化大家耳熟能詳的左青龍、右白虎等堪輿知識，運用於診所空間，減輕患者就診時空間的壓迫感，並作為治療的一部分。

不想好的病人，醫師也無計可施

看診時一定會遇到某些病人，即使醫師診斷正確，病人根本不想依你的方法治療。有些病人喜歡到處看醫生，光顧所有的醫院，我的診所也讓他逛到了，他會說郭醫師有診斷到我的病，但是他治不好我的病。在我的門診只要我看過的病，病若不會好，就要想想自己是否有違醫囑。這一類型的病人，某種程度上潛意識不想病好。通常，當我看懂他的病，只要照著《傷寒雜病論》去做一定會好，然而《傷寒雜病論》要求不只是吃藥，包括飲食禁忌，生活作息改變等，是生活上的全面調整，平衡積成的病氣。

錯誤的生活習慣好比很多病人迷信運動，都已經重感冒了還要去運動，每次都是運動時候復發的。又好比台灣有很多溫泉，鼓勵大家泡溫泉，然而冬天泡溫泉就是大傷，《內經》說「冬不按蹻」，而且冬天不應該流汗啊，你若是經常如此，怎不傷及身體呢。

另外就是食療進補，大家愛吃補，現在哪需要吃補呢。這些置入性行銷無所不在，都是消費型經濟下的產物，其實任何好東西都不需要行銷，你幫人家解決問題，以供需來說，在這網路時代，需求一定會找到出口的。

現代社會的醫生也是如此，太多醫生懂得都一樣，怎麼辦呢？只好利用電視媒體來行銷，勉強不需要的人來做他會的治療。其實這樣反而有害，大家現在都知道西藥吃多了不好，反而以為中藥無害，其實不是如此，以臨床看到的案例，需要補的藥開成瀉的藥，病人的身體根本受不了。

補藥開成洩藥多容易啊！所以張仲景才說「勿虛虛，勿實實」。

每一個人都有十二條經絡，每一條都要對，機率有多少呢？每一條經絡又分補與洩，十二條經絡就是二的十二次方，可是還要再乘一次，還有氣分與血分，二的十二次方是一〇二四，一〇二四再乘以一〇二四，猜對的機率就很小了。要達到〈靈樞〉說的「上功十全九」臨床上來說是相當的困難。

醫者並非神

開診第五年，我達到「下工十全六」以上，即使只在下工，我仍然不會用猜的，用猜的一定「十全六」以下啊。到了第十年，可以達到「中工十全七」，也就是一個門診約有九成的病，你都清楚明白為什麼開這個方給他，當然七成病人回來複診一定要有效。現在看診當然不只這樣，然而想達到「上工十全九」還是非常的困難，二十多年來在醫病現場的體會，有許多的疾病並不只是身體的問題，更多是隱藏背後的心理心靈的問題，這部分才是最難的，更何況還有靈魂層次的因果議題。這亦是我常推薦病人葛印卡內觀法門的原因。

早在戰國時代，神醫扁鵲（秦越人）即有提及六不醫「故病有六不治：驕恣不論於理，一不治也；輕身重財，二不治也；衣食不能適，三不治也；陰陽并，藏氣不定，四不治也；形羸不能服藥，五不治也；信巫不信醫，六不治也」[4]，並提及「有此一者，則重難治也」。張仲景《傷寒雜病論》也有提及有些病就是「災怪」[5]，好比說一個人生病，在看診時把脈得知為太陽病，於是開了相符的藥，患者回家服用後，卻更不舒服。看診時沒有這個脈，現在卻發生變化了，那就是「災怪」。

身為一個醫者必須要有更高的修為，讓鬼神都敬你，才能成為坐在那邊真正能夠幫助到病人。我現在的層次是有些人根本走不進診所，可能某些阻力讓他不能來，比如說飲食禁忌他做不來，或是他想要來，做了某些配合，他很痛苦。從某種層次來說，那些人為或看不見無法持續治療的理由，也是我們經過了很多努力達到如此狀態，井水不犯河水。

對自己醫德的期許

我對自己醫德的期許，並不是看診時對病人和藹可親，無事獻殷勤。而是能否如實傳承漢醫的醫道。甚至我對學生說，你不可以對病人有同情心，但要有同理心慈悲心。當你對病人有同情心的時候，表示你看不懂這個病，在情感上已經扭曲了你對病的看法，他一定有他的原因造成今天生這樣的病。一開始就帶著同情心，便看不到那個真相，看不到真相，你的治療怎麼會是對的呢？

我講「無事獻殷勤」真是一個非常深切的體悟啊！我看到很多醫生其實是在醫術不好的時候，對病人特別親切，某種程度來說他就是在遵循開業術，把醫療當成服務業。對我來說，沒有醫術的醫生就是沒有醫德的醫生，一旦你有了醫術，就會發現，很多病能不能治好在於醫生嚴不嚴格，每個人都明白要改變慣性是多麼艱難，如果醫師只懂循循善誘，不知以身作則，很精確又嚴格的要求病人，病要好真得很難。寵病人就像寵小孩一樣，終究枉然。

其實醫學真正的奇蹟在於改變病人的慣性，唯有讓患者了解因果關係，生活回復於「道」，才是圓滿的慈悲。大道至簡（唯變易、簡易、不易），自然而已。

註釋

1. 語出《素問．至真要大論》。反治法之一。指用通利藥治通利病證的方法。例如飲食積滯在內，胸脘痞悶，腹中脹痛，不思飲食，大使泄瀉，須攻逐積滯。

2. 桂枝湯方原文寫道「桂枝三兩（去皮），芍藥三兩，甘草二兩（炙），生薑三兩（切），大棗十二枚（擘）。上五味，㕮三味，以水七升，微火煮取三升，去滓，適寒溫，服一升。服已須臾，吸熱稀粥一升余，以助藥力。溫覆令一時許，遍身漐漐微似有汗者益佳；不可令如水流漓，病必不除。若一服汗出病差，停後服，不必盡劑。若不汗，更服，依前法；又不汗，後服小促其間，半日許令三服盡。若病重者，一日一夜服，周時觀之。服一劑盡，病證猶在者，更作服；若汗不出，乃服至二三劑。禁生冷、黏滑、肉麵、五辛、酒酪、臭惡等物。」

3. 觀今之醫，不念思求經旨，以演其所知，各承家技，終始順舊（見《傷寒雜病論．桂林古本序》）。

4. 見《史記．扁鵲倉公列傳》。

5. 原文為「問曰：脈有災怪，何謂也？師曰：假令人病，脈得太陽，與形証相應，因為作湯。比還送湯如食頃，病人乃大吐，若下利，腹中痛。師曰：我前來不見此証，今乃變異，是名災怪。又問曰：何緣得此吐利？師曰：或有舊時服藥，今乃發作，故名災怪耳。」

漢醫苑診療室——失眠心悸看診，忌口身體復原——

楊靜蘭、莊晴光

一九九八年經友人介紹至郭醫師處門診，用脈診儀把脈的中西醫師確實令我耳目一新，但是郭醫師強調服藥期間必須絕對的忌口，此事讓我卻步，印象中我就當了落跑患者。而我已居耳順，會再度成為郭醫師的病人，這段緣份得從我的另一半開始說起。

去年年初，先生莊晴光因肺癌做了肺葉切除手術，術後則是生理與心理的漫長復健之路，我們攜手同行，在時光一點一滴流逝中逐漸擺脫罹癌的陰霾。同年年底老友提及郭醫師打算成立一個與經脈有關的醫學會，邀請晴光參加大會瞭解一下。先生本就對中醫經絡略有涉獵，又讀過王唯工教授《氣的樂章》等四本書，從他自己一輩子鑽研電波領域的角度觀之，非常認同王教授的理論，因此便欣然接受邀約，而與郭醫師有了互動。

郭醫師仁心仁術，願意照顧晴光的健康，我也幸運地搭上這班順風車，今年四月一日起我們成為郭醫師的病人，至今將滿半年。

郭醫師視人體為一個小宇宙，強調身體的平衡與和諧。首先，他要我們減輕肝臟的負擔，馬上停止服用所有的藥物以及健康食品，他說藥方裡已經給了我們身體之所需，加上一再叮囑的飲食禁忌，配合一週至少二次膏肓穴的刮痧和揉開頭部的淤積。

自從晴光生病以後，我們持之以恆健走鍛鍊，兩人都已經瘦了一圈，這半年吃郭醫師開的藥，飲食節制，尤其是不吃水果，我們的體重繼續下降至穩定狀態，至今我已減重七公斤，晴光更是瘦了十二公斤，身體輕盈許多，走起路來膝蓋不再卡卡的，回想我們兩人曾經經歷的足底筋膜炎，和膝蓋注射自體血小板，不勝唏噓。

大約從更年期開始最困擾我的症狀便是心悸，後來抽血檢查，新陳代謝科醫師說我有遺傳性的甲狀腺亢進，為了舒緩心悸的不適，十多年來我一直服用減低心跳的藥物。此外，孩子紛紛離巢後的日子雖頗為閒適，不知為何我卻經常失眠。隔天有事睡不著、出外旅行住旅館睡不著、太晚睡覺睡不著、白天太高興或太生氣睡不著、下午四點以後喝茶或咖啡睡不著，總而言之，一週有一半的夜晚必須靠安眠藥才能入眠。我的高血壓也偏高，大約在一百三十至一百五十之間遊走，低血壓則偏低，大約在六十至七十之間，脈搏只有五十幾下。

遵醫囑按時服藥幾個月下來，我已不再心悸，很少失眠，高血壓在一百二十至一百四十之間，低血壓則在七十五至八十五之間，心跳都在六十以上。不再落跑之後，心中真是充滿感恩。（以上楊靜蘭撰寫）

經郭醫師數月來的醫治，猛然驚覺白米飯竟是如此的芳香可口，怎麼過了六十多年的歲月才發現呢？每次看診時都感覺到電腦螢幕上的脈象和數字，帶給郭醫師的挑戰，他一次又一次的調整處方，閃電式精算下一個處方，此時，我的內心總是想著，希望將來有一天我的生理所累積下來的整體脈象，可成為眾多參考的脈象之一，用來做為有效的醫療診斷，進而形成治病的方法和步驟；如此一來，當可造福地球上所有的生物，只要他擁有一個心臟來提供循環的能量。

我自知病況很棘手，雖然肺部動了大手術，但是癌細胞或幹細胞在被我忽視了六十餘年後，是不可能無故消失的；最明顯的表象是我的高低血壓在一百六十與一百二十附近持續將近八年之久，即使開刀後仍然沒有改善。我的內心深處一直存在著大問號，卻苦於無從下手去解決或舒緩，經過這半年的調理，現在我的高低血壓大約維持在一百三十與八十左右。（以上莊晴光撰寫）

楊師父，神通廣大的出家人，有一群死忠的信徒，是我前一手的屋主。在我搬進新屋三年後 他的助理突然打電話來請我幫他看病。「師父得了一個怪病，躺在床上不能動彈，郭醫師知道是什麼原因嗎？」看到楊師父身旁年輕貌美的侍從，再加上腎虧的脈象，我了然於胸。支開了所有陪伴的信徒，輕聲的告誡楊師父「知道自己犯了什麼戒？不改可是好不了」。

楊師父吃了三帖白頭翁湯後恢復了，但我婉拒了再次看診，診金轉手捐給了慈善機構。一年後楊師父故態復萌上了週刊頭條，接著被檢察官羈押。二審判了十年。醫術只能幫得了病人遠離顛倒妄想，改變不了自然的法則，因貪、嗔、癡該發生的災殃總是躲不掉。或許當初下不了床，報應還不會來得那麼快，那麼猛。

附錄一——漢醫診治人工智能（ＡＩ）系統研發歷程

1970年代　在全球針灸熱的潮流下，台灣醫學界與科學界的研究者開始思索中醫科學化與中西醫學一元化的醫學整合課題。

1990年代　中國醫藥學院汪叔游醫師、交通大學魏凌雲教授、中央研究院王唯工教授相繼在中醫脈診研究有重要的突破。特別是王唯工教授不只發表數十篇國際醫學論文探討脈診的物理與生理基礎，並且以內經與難經脈診原理發明臨床研究用的脈診儀。同時指出脈診核心原理就是經脈系統，這不僅是中醫的基礎也是世界醫學獨有的發明。

1996年　郭育誠醫師進入中央研究院王唯工教授實驗室攻讀博士，致力於將經脈原理應用於臨床診治。

1998年　做為王教授唯一的醫師弟子，郭育誠醫師在王教授的支持下，成立當代漢醫苑中醫診所，從事中醫科學化與中西醫學一元化的臨床整合課題。

2004年　郭育誠醫師發表論文〈血壓諧波變異係數在死亡過程與

疾病發展的臨床應用〉，並取得博士學位。同年進入台北醫學大學藥理學研究所兼任助理教授，並且開始開發漢醫診治系統。

2006年　郭育誠醫師應邀擔任世界針灸聯合會大會邀請專家主講。

2007年　郭育誠醫師於馬來西亞政府主辦國際傳統暨輔助醫學大會中擔任邀請專家主講。同年在廣州舉辦第三屆國際中西整合醫學大會亦受邀請專家主講。

2008年起　郭育誠醫師開始應用經脈原理於中藥與方劑研究。

2010年　郭育誠醫師撰寫完成《上池之水——漢醫的秘密》，以科學闡述中醫有關氣、針灸與經絡、診斷、死亡與疾病、五臟藏七神、藥物與方劑、經方、臨床與養生的秘密。

2012年　經方診治系統已應用於臨床。

2015年　規劃漢醫診治雲醫療體系的普遍應用。

2017年　以二十五萬筆臨床數據架構漢醫診治人工智能系統擴大應用範圍於臨床、藥物、獸醫、食物與健康產業。

2018年

郭育誠醫師獲邀在羅馬世界傳統醫學大會、亞特蘭大民族藥理學會、全球中醫藥聯盟年會及都柏林世界毒理及藥理學會發表漢醫診治人工智能系統。

附錄二——病友推薦分享

＊

十年前由於生理期不順找上郭醫師，調理六個月後，身體改善明顯，雖然飲食禁忌不一定能夠天天遵守，卻也能體悟它背後的道理。

如今我四十歲了，生下三個可愛健康的寶寶。對於處在高壓工作環境下，又是高齡產婦的我，能順利懷孕，平安生產，實在令人難以想像。三個孩子都是滿四十周出生，產後的月子調理也仰賴郭醫師照顧。擁有健康的身體才是人生快樂的必要條件，我非常感激郭醫師的照顧。——羅友萱

＊

郭醫師看診首先運用脈診儀準確記錄病人脈象，將得出來的結果比對《傷寒論》裡的脈象進行分析。脈診儀的運用把許多人認為玄妙、難以辨別的脈，轉換成看得見的數據，反映五臟虛實盛衰再加以治療。親手診脈再加以確認，輔以口頭詢問後進行用藥的加減。郭醫生很準確地把脈象和《傷寒論》裡的證候相對應，使用單方和適當加減能有效治療病人的不適。

醫生也強調須避免加工食品等不利於疾病痊癒的食物，確實遵守飲食禁忌，再配合用藥能使疾病好得更快。診所內有寬敞的空間給病人等待看診，

使等待的過程中不會感受到壓迫和不適。很欽佩郭醫師能把古代典籍和現代科學結合並發揮更好的療效，治療更多受疾病所苦的人。——江宛妮

*

郭醫師是一位非常特別的醫生，成為他的病人必須配合醫囑，並且認真執行。郭博士不僅精進專業的技術領域，他對於病人的情緒困擾也有獨到的洞察力。引介內觀修習以及慈悲觀的經驗分享，讓人在治療過程中能細膩感受到心病和習性對身體的影響，唯有執行醫囑才能重獲健康。——嚴慧恆

*

自從到台北工作之後，以為是台北空氣差造成眼睛發癢易紅，鼻子也是三不五時發炎。這些小狀況我忍耐許久，直到脹氣，一連服用好幾個月西藥沒辦法處理，朋友推薦我找郭醫師幫忙。

剛開始只要吃半碗飯，胃便脹到不行。之後不斷從飲食控制中了解食品製作過程及安全問題，挑選正確的食物搭配療程，解決了脹氣問題，後來鼻子不再過敏，眼睛也不再紅癢，這時才了解原來不是台北空氣差，而是自己身體出狀況。

另外，我還有顳顎關節炎，看過顳顎關節特殊門診，門診醫師建議做牙套跟吃消炎藥，再不行則打玻尿酸。後來請教郭醫師，他說不能從患處處理，要先將體內的寒氣排除（早知道就不用找其他醫師，還挨這麼多針）。包括產後腰痠，也是體內寒氣作祟。

剛開始看診，飲食禁忌真的是很麻煩。後來當發生一連串食安問題時，我很慶幸自己遵守飲食禁忌，沒有受到影響。——洪禎驛

*

透過朋友介紹認識郭醫師，當時我的身體沒有大病痛，不知為何卻成天精神不濟、無法專注。隨著年齡漸長，身體很多功能開始失調，造成生活上的困擾。過去也嘗試透過其他中醫調理，始終無法解決問題。

在郭醫師的診療下，我漸漸不需要咖啡提神、不需要化妝遮瑕，思慮變得清晰、身體變得輕盈；更大的改變是，從小不易流汗的我，現在可以自然流汗；以前辦公室只要有人感冒，總是無法倖免，現在同事總說，為何辦公室哀鴻遍野，唯獨妳都沒事。

診療期間最大的挑戰是飲食禁忌，剛開始經常跟郭醫師爭辯那張忌口單怎

麼可能做得到，現在雖然無法百分之百做到，但已經讓我身體變好，我的家人也因此獲益。——張文櫻

*

我的個性容易緊張，碰上新事情容易想太多，晚上常常睡不好。我的工作讓我常在外頭跑來跑去，不知是否天氣太熱，本來就常汗流滿面，後來竟然全身大盜汗。

預約看診時，將此事告知郭醫師，郭醫師開藥後的第二天，明顯感受到盜汗幅度降低，到了第七天盜汗只剩一點點，謝謝郭醫師幫忙，才能讓我的身體恢復健康，能遇見優質的醫師真好。——陳玉芬

*

跟隨郭醫師近十年了，他除了幫助我們緩解病痛，改善健康之外，更讓我們學習到正確的保健觀念。像是保持正常作息與懂得忌口，剛開始時雖覺得受限制、不習慣，慢慢地常年困擾的病狀得到改善，而體會到正確養生觀念與了解病因根源的重要。隨著年歲增長及外在環境污染嚴重，誠心希望大家都能身體力行，以正確的飲食作息，好好保健身體，遠離疾病。

郭醫師不僅是我與家人的良醫，有時也是我們的心靈導師。郭醫師的病人很多，他總是專注的幫每一位病人看診，所以通常沉默寡言，但必要時，他會提出誠懇且犀利的見解，短短幾句充滿智慧且切中要點的話語，往往就能啟發我們以更正面豁達的態度看待事物，提醒我們要保持心平氣和、不執著、少煩惱才是維持健康之本。我和女兒都非常珍惜郭醫師所給予的幫助和教導，郭醫師絕對是我們最信任，也最欽佩的好醫師。——楊正麗

*

我是從香港來看病的，持續了幾乎一年，謝謝郭醫師，不然我大概差不多了。

二〇一七年九月三號，我突然覺得好冷，在這之前已經便溏便秘多年，這一年整個夏天下午都覺得冷。當天晚上胸部好多地方脹痛不已，應小孩要求前去私立西醫院急診。最近幾日已無所出，想想讓醫生幫忙舒服一下也好，沒想到探肛檢查，灌瀉藥，或許我有痔瘡，讓我痛得不得了。翌日早上便趕快離院，心想用嘴巴斯斯文文喝承氣湯不就好了，何苦受這些煎熬？

我是《氣的樂章》老粉絲，大概十幾年前就開始找郭醫師看病，後來覺得遠水救不了近火，不方便常飛台北，於是有好幾年沒來。這一次覺得不妙，買了機票訂了飯店，不醫好不回家。謝謝郭醫師，不到幾天，終於可排出條

狀便！人慢慢活了起來，有力氣練練香功，打打太極，又再好一些，三週後還沒痊癒，但有精神一點，惦掛着工作，便拿着藥回家。斷斷續續回診幾乎一年，好多壞少，總算往好方向去了！

要是我是住在台北，我相信我的病早就好了，因為無論吃了藥往好的方向走，或是著涼往壞的方向走，仍究吃著幾天前開的藥，肯定是不對的，但礙於不在台北，沒得把脈，不知病情，只能吃著幾天前的藥，勉強應付一下。所以在台北的朋友，你們真幸福，病了有這麼好的醫生照顧着！——葉建利

*

先生緣，主人福。是我給郭醫師診療後心中的感動。

我從二十歲左右便染上過敏咳。極有可能是讀大學時住在宿舍，因大學地處溼寒山區，晚上睡眠溼氣過重造成。由於疏於防範溼氣，之後的歲月，可說是咳嗽旁身，日日咳嗽不停，看過西醫仍然無效，只好歸於「過敏」兩字，與咳嗽長年共處，直到遇見郭醫師。

二〇〇五年我選上立法委員，立法院同事前輩郭林勇前立委介紹，他也是郭醫師的親叔叔，第一次至郭醫師診所進行診療。我猜想大部分郭醫師的病

患，對郭醫師治療方法及醫療建議都非常驚奇。

第一驚奇的是脈診儀，那天我首次知道可以用機器進行脈診，後來又更佩服這台脈診儀成了中醫ＡＩ醫療的先驅。第二驚奇的是醫囑可以說是「不可能的任務」，列出長長一串幾乎是大部份人天天食用的「忌口」飲食，簡直要大家只吃米飯度日。不過郭醫師耐心說明，我雖半信半疑，但心中突然浮出「先生緣，主人福」這句話，於是心中暗暗下了「一切遵辦」的決心。果然，在郭醫師巧手回春以及我日日遵守醫囑的要求下，長年的過敏咳嗽竟在三個月內治癒。從此，我更加努力讓郭醫師調養身體，體力也比以往進步。

後來又介紹了癌症術後的母親來看郭醫師，在郭醫師的悉心照顧下，母親術後的身體亦逐步復原，一併在此表達由衷的感謝。「先生緣，主人福」，能接受到郭醫師治療真的是我的福氣，謝謝您。——黃適卓

＊

我因久咳不癒，看過許多醫生依然效果不彰，經朋友介紹來看郭醫師。他問我一天抽幾枝煙，我回答十枝，他說：「那麼你先保持每日十枝，不多不少，然後吃我的藥，證明我的功效。」果然，一個月後，藥到病除，我不再咳嗽了。郭教授醫術高超，中學為體，西學為用，我想惟有真正透徹領悟二個領域學

間的人才可以跨界融合。——葉明桂

*

一九九八年夏天，上天送我一個充滿愛與挑戰的禮物，那時正處在生命中最矛盾與無助的時候，一位我敬仰的智者讓我認識了郭醫師，與郭醫師見面的第一天他就主動堅定地告訴我，他會努力陪我渡過這人生挑戰，這段話在我心中如同昨日。

開始進入郭醫師的療程後，最不易但也最影響藥效的是那張白色小單子「飲食禁忌」，許多長久養成的飲食習慣要調整，也需暫別口慾，這的確花了不少精神才能達到，一旦盡量配合禁忌與按時服藥，會發現身體不舒服次數減少了，病程也縮短了，體力與氣色都開始變好，這個經歷慢慢影響我認真看待「飲食禁忌」。現在療程已經結束，忌口已經成為我的保健良方，我也試著用這良方照顧深愛的家人，雖然不容易，但對於環境污染與食安問題侵襲生活的今日，這個堅持是值得的。

最後想藉這機會謝謝郭醫師，在過去那段戰戰兢兢、隨時上緊發條，卻又美好難忘的日子裡，不間斷地給予專業協助，更適時在迷惘中給我的誠摯建議。郭醫師，謝謝您！——Ethan 母親

＊

千禧年前夕剛退休之時，突然身體出了狀況，先是腹部長出些紅疹，沒多久蔓延全身且奇癢無比。先在診所看病無效，繼而轉診至榮總，前後住院兩次，甚至被懷疑罹癌，做了所有的檢查，依然找不出病因，只能擦止癢藥膏吃過敏藥，病情仍舊。每日奇癢難耐，夜難安寢，辛苦至極。

後幸經友人推薦，認識郭醫師，堪稱醫界奇葩！早習西醫知悉不足，轉學中醫，深造藥理。雖知中醫博大精深，但難有科學數據令今人信服。遂又跟電機系師長們鑽研，以中醫氣血循環核心理論，完成神奇脈診儀，讓吾等之病因病程，皆難逃法眼，此脈診儀有如核彈般震撼中醫界。

曾在西醫束手無策下，我受其仁心及高深醫術治療多年，今幾近康復，實令我銘感五內無以言表！惟其所嚴格要求的飲食配合，是所有病者的關卡，因需禁口腹之慾真令人難受，卻也是致病之關鍵，我亦曾失於節制即病情變重。

今生有幸緣遇郭醫師解我病苦，欣聞新書付印之際，囑我以病者之心得分享與眾。我無以回報這生所受恩惠之情，不揣淺陋，願以一句話與所有讀者共勉之，此即：「遇此良醫，信受奉行」！——陳明昆

*

猶記得十年前開始給郭醫師看診，當時的我，年紀輕輕卻長年處於亞健康的邊緣狀態，便秘、腸胃功能失調、體能衰弱、心智敏感憂鬱……總是渾身不對勁，開始工作才沒幾年，卻想著什麼時候可以退休。

因著機緣來到了郭醫師這裡。以往對中藥的認識，僅只於藥效溫和、不傷身、效果也慢的印象。開始吃郭醫師的藥之後，完全顛覆了我對中醫、中藥的認識，郭醫師的藥不僅是有效，有時還是神效！

以前的我常突發急性腸胃炎，整個人又痛、又吐、又燒，到醫院急診，就是打點滴、吃腸胃藥，最快也要耗個三天至一星期，內外折騰幾回，才有辦法逐漸復原。但開始看郭醫師沒多久，有天又是相同症狀發作，實在不願意再往急診跑，當晚就請家人拖去找郭醫師，沒想到，一兩包藥吃完，隔天早上竟然全好了。

不僅是腸胃問題，我的便秘也得到治療。我為便秘尋訪許多醫師，但十之八九都是開那種苦苦的瀉藥，有時有效、有時又失靈。到了郭醫師這邊，卻完全有別於坊間中醫，藥粉下口，整個人從肚子裡熱起來，而且特別囑咐不可食用水果、發酵食物、飲品等，我滿懷疑問，不是都說便秘就要多喝水、多吃水果嗎？

以往我最愛喝手搖奶茶，後來一偷喝，還會留下證據，臉上馬上冒出紅疹，被郭醫師逮個正著。而且吃了藥後，特別想睡，一天可以睡十個小時以上，食量反而變大，一餐白飯可以吃個一兩碗。但逐漸的，便秘的情況開始好轉，體能也慢慢增加。這些都是過往一二十年不曾發生的改變。

從那時起，我對於這一門傳承了千年的東方醫學益加好奇。同樣是中醫，為何郭醫師這邊與坊間全然不同？脈診儀又有什麼作用？面對我的好奇，郭醫師介紹我閱讀王唯工教授的《氣的樂章》，這才知道原來背後有這樣嶄新、突破性的科學基礎，不僅有別於傳統中醫，更穿越西方醫學的盲點，從脈象破解了人體循環運作的動力學。

這是一個醫學史上重大的里程碑。我赫然發現自己竟參與其中，並且親身受益，實在是非常有幸。——呂芯汝

*

當西方醫學無法解決我的身體問題時，尋求中醫的幫助成為另一條解決問題的途徑。經友人介紹來到當代漢醫苑尋求郭醫師的協助，因此成為郭醫師

的長期病友。郭醫師的學經歷背景，使其擁有完整中西醫養成與訓練，加上對藥理及醫學工程的精深研究，對病人的診斷及用藥的精準度，使「中醫不科學」之論，不攻自破。

在郭醫師診治與調養期間，本人對郭醫師診療的心得如下，在一般情況下，要讓身體短時間內恢復正常功能，避免陷入久治不癒或反覆發生的惡性循環，簡單歸納要做到下列三點：一是按時服藥，二是忌口，三是生活作息自律。遵醫囑按時服藥是基本，更重要的是「忌口」。

第一次看診時，郭醫師從抽屜拿出一張「忌口」單，寫著服藥期間或生病期間不能吃的食物。當下覺得怎麼可能辦得到，人間美味與我絕緣，心中五味雜陳，湧起許多抗拒的理由。直到今日，雖然未達百分之百的程度，但是經過長時間飲食調整，覺得身體負荷變輕，消化變好，頭腦不再昏沈，效果逐漸明顯。自律的生活作息，也是郭醫師一再強調養身治病的根本，卻是一般人也難以做到。

看診的期間，偶爾看見郭醫師沉著臉棒喝未遵醫囑的病人，我想著郭醫師大可以和氣生財，反正他已經善盡告知的義務，聽不聽是病人的問題，是不需要得罪「客戶」，而斷了「財路」，顯見醫者父母心，是一個行醫者的修煉。——葛之剛

*

二〇一三年因腦鳴無法入睡，身體狀況亮紅燈，開始到當代漢醫苑調理體質。遵守醫囑飲食禁忌和揉頭，還有吃中藥，睡眠品質明顯提升。兩年之後，身體大有好轉，心跳從九十降到正常值、血壓正常、紫斑症痊癒、痔瘡很少復發，感冒好得快。

回想以前生活習慣很糟糕的我，對照現今手腳不冰冷、氣色不錯有精神好，真是判若兩人。萬分感謝當代漢醫苑郭醫師和工作人員。——林小姐

*

當代漢醫苑郭院長是臨床結合理論的實力派中醫師，看診時會先以脈診儀檢測，再經望問切診，佐以脈診儀資訊，精確判讀經脈變化。脈診儀是開創中醫里程碑的偉大發明，大量的臨床數據提供給有經驗的醫師，對病症判斷正確性大幅增加，降低誤判風險，縮短患者痛苦。

原本認為親和力強，處理患者提出的任何症狀，不計成本給一大包藥粉就是好醫師。但遇到郭醫師之後，才知世間醫術真有高低之別。有正確的診斷，

用對的藥物，病是否就能康復呢？還有更重要的便是病人自覺日常生活起居有常，謹守醫生叮嚀的飲食禁忌，按摩頭部阻塞的穴位，按時刮膏肓穴，保持血液暢通，健康自然來。

當身體狀況如雪花紛降，不用慌亂，診療室牆面大大的三個字——平常心，一瞬間已告訴我們如何走過寒冬。——林明宗

*

一〇六年有一天晚上，身體不適。由於出現血壓高，心律不整，暈眩等症狀，醫師診斷為心臟病，朝此方向治療，病情加重。來郭醫師這邊看診，他診斷為頸椎病，建議治療期間要保暖身體，確實遵守飲食禁忌。我實行之後，很少感冒，睡眠品質變好，血壓正常，暈眩沒有再復發。

郭醫師知病知脈知藥，活用三種專業來治病，讓我的身體更健康。萬分感謝郭醫師和工作人員。——張小姐

*

兒子小時候經常感冒，看西醫總好不完全，經由親戚介紹，我們來找郭醫

師。轉眼間孩子都上大學了。最初，我們只當是讓小孩子來看中醫，吃中藥比較天然無副作用。最初看診郭醫師提及飲食禁忌的重要性，我們不甚以為然，也不加以注意。

爾後，幾乎每周每月都來看郭醫師想調整體質，長期下來全家老小，身體一有狀況變來找郭醫師，不知不覺郭醫師成為我們家的健康顧問，郭醫師不斷叮嚀相關醫囑，我也由此印證自己的身體狀況，自己也參考中西醫知識，慢慢有了些許體悟，這才知道郭醫師的堅持是有道理。

以前郭醫師推薦我們讀《氣的樂章》，後來有讀了郭醫師的大作《上池之水》，讓我頗覺震動，一方面是原來我們的身體經由中醫的觀點解讀是如此透徹準確，另一方面是中醫學在世代傳遞過程，遭遇的毀滅與誤解貶抑，如今終於有了重大突破。

感謝郭醫師仁心仁術，也期待郭醫師為扭轉中醫不科學的刻板印象持續努力，並繼承前人的智慧成果，為漢醫學的未來再寫新猷。——陳惠智

附錄三——延伸閱讀《上池之水——漢醫的秘密》

華夏文化的四大發明，指南針、造紙術、火藥、活字印刷術，撼動過去時代，然而在這個時代還有什麼遺珠之憾，如同寶玉藏石中，卻是當代全球文明最迫切需要的解藥？

沒錯，正是從神農、黃帝、岐伯一脈相承的漢醫學。

漢醫學深植於文化之中，與每個人的日常生活息息相關如影隨形，而這樣的應用知識，是如何代代傳承，耳濡目染傳遞於社會各個階層之間？

郭育誠醫師將昔日恩師王唯工教授的研究與教導，透過中西醫學臨床的背景、藥理學與醫學工程的知識，以波的角度詮釋「氣」與「經脈」。並在書中以科學的觀點逐一解釋「氣」、「經脈與針灸」、「脈診」、「疾病與死亡」、「五臟藏七神」、「中藥與方劑」、「經方」、「臨床」與「養生」九大秘密。

《上池之水——漢醫的秘密》是作者獻給恩師的反芻，也可以當作其大作《氣的樂章》的注釋版，是深入理解傳統醫學核心與奧祕的最佳導讀本。

國家圖書館出版品預行編目資料

追尋失落的漢醫；作者／郭育誠．初版．臺北市：布克出版：家庭傳媒城邦分公司發行，2019〔民 108.2〕；14.8*21 公分．
ISBN 9789579699730(平裝)
413

1BE121

追尋失落的漢醫

作者　郭育誠
編輯撰寫　周怡君
美術編輯　MUMU design studio（林銀玲）
企畫選書人　賈俊國
行銷企畫　張莉滎、廖可筠、蕭羽猜
副總編輯　蘇士尹
總編輯　賈俊國

發行人　何飛鵬

發行　英屬蓋曼群島商家庭傳媒股份有限公司城邦分公司
臺北市中山區民生東路二段 141 號 2 樓
讀者服務專線：0800-020-299　24 小時傳真服務：(02)2517-0999
讀者服務信箱 E-mail：cs@cite.com.tw

劃撥帳號　19833503　戶名：英屬蓋曼群島商家庭傳媒股份有限公司城邦分公司

訂購服務　書虫股份有限公司客服專線：(02)2500-7718；2500-7719
服務時間：週一至週五上午 09:30-12:00；下午 13:30-17:00
24 小時傳真專線：(02)2500-1990；2500-1991
劃撥帳號：19863813　戶名：書虫股份有限公司
E-mail：service@readingclub.com.tw

香港發行所　城邦（香港）出版集團有限公司
香港灣仔駱克道 193 號東超商業中心 1 樓
電話：(852) 2508 6231 傳真：(852) 2578 9337

馬新發行所　城邦（馬新）出版集團
Cité (M) Sdn. Bhd.41,Jalan Radin Anum,Bandar Baru Sri Petaling,
57000 Kuala Lumpur, Malaysia.
電話：603-90578822　傳真：603-90576622
行政院新聞局北市業字第 913 號

印刷　前進彩藝有限公司

2019 年（民 108）12 月二版二刷　Printed in Taiwan

城邦讀書花園 www.cite.com.tw　布克文化 WWW.SBOOKER.COM.TW